ego-resilience

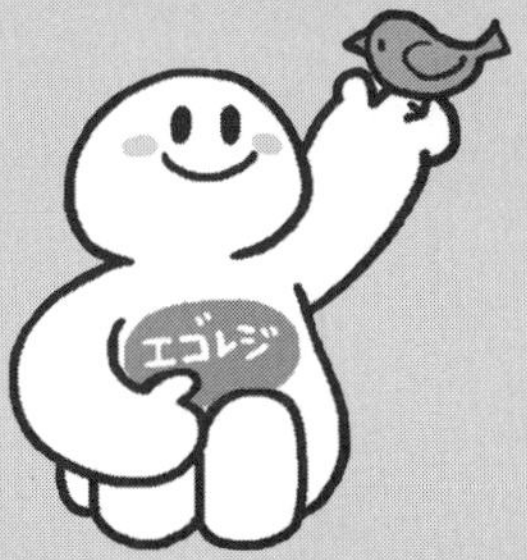

「エゴ・レジリエンス」でメゲない自分をつくる本

小野寺敦子 著

一藝社

はじめに

心理学を教える仕事に携わって以来、多くの学生や教育現場の先生方、そして子育て中の親御さんたちと関わってきました。そうした中に、友達や親からのちょっとしたひと言で傷ついてしまった学生、生徒への対応に悩み「うつ」になってしまった先生、さらには、子どものことでイライラが募り、子育てに自信を失っている母親たちが最近増えていることがとても気になっていました。

どうしたらこうした人たちを勇気づけ、少しでも元気にさせてあげることができるのだろうかと考え始めた頃、アメリカで「ポジティブ心理学」に注目が集まっていることを知りました。ポジティブ心理学の提唱者であるマーティン・セリグマンは、大きな病気に至る前に生活習慣を改善する予防医学の考え方を、心理学に取り入れることを提案していたのです。ちょっとした落ち込みや、メゲる気持ちから早く立ち直ることができれば、うつ症状を予防できるというのがポジティブ心理学の大きなコンセプトになっているように、本書で取り上げたフロー体験やポジティブ感情、感謝する心や英知といった、これまで心理学が取り上げてこなかったテーマに、ポジティブ心理学は関心を寄せています。

このポジティブ心理学の領域の一つに「レジリエンス」があります。同時多発テロ事件後のアメリ力では、あのような悲惨な経験から立ち直るのに「レジリエンス」を高めることが有効だと考えられるようになったのです。

たまたま私は、自分が大学院生だった頃に、アメリカの心理学者ジャック・ブロックが提唱していた「エゴレジリエンス（エゴレジ）」の研究に関わる機会がありました。レジリエンス研究が興隆し始めていくにつれ、再度、自分の中でエゴレジリエンスを真剣に研究してみようと思う気持ちが強くなっていったのです。つまり、私の周りでメゲてしまい、落ち込んでいる人たちを救えるのはポジティブ心理学であり、エゴレジリエンスだと確信するようになったのです。

本書では、心理学的理論に立脚しながら、エゴレジリエンスを高めることによる「メゲない自分づくり」を中心に話を展開しています。エゴレジリエンスは、ストレス状況に置かれてしまった自分を弾力的に調整し、元の元気な自分に戻らせてくれるスイッチのような機能なのです。大人がエゴレジリエンスを高める14の具体的な方法や、子どものエゴレジリエンスを育てる方法についても触れました。小さな頃から徐々にエゴレジリエンスを高めていくことが、人生を自分らしく生きていくのに欠かせないからです。また、いろいろな場面での自分を知ることができるチェックテストも随所に入れました。

あなたのエゴレジリエンスを高め、ストレス状況を柔軟に乗り越え、イキイキとした人生をプロデュースしてください。

もくじ

第2章 エゴレジリエンス（エゴレジ）とはなに？

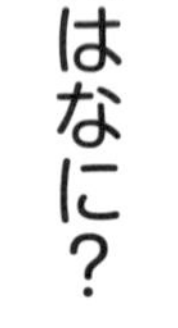

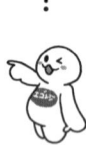

第3章 エゴレジをアップさせる14の方法

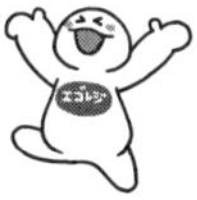

第4章 ポジティブな自分のつくり方

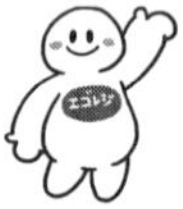

第5章 人生を上手にプロデュース

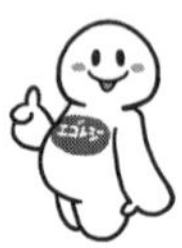

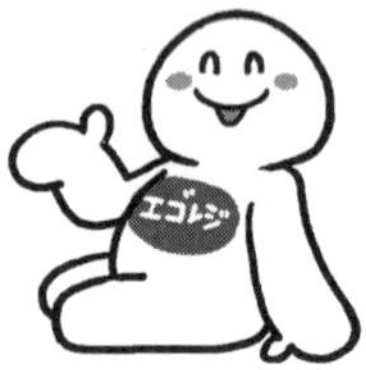

エゴレジ

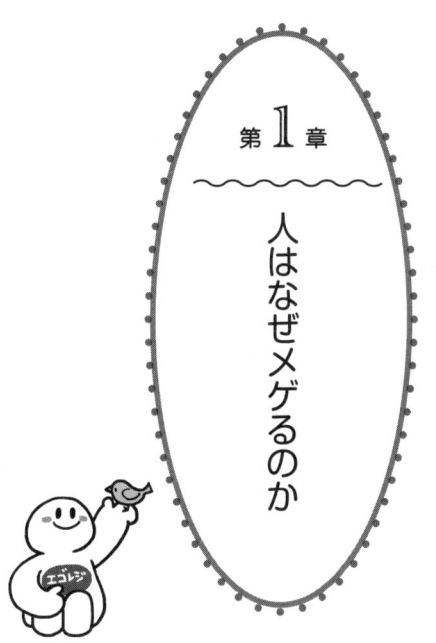

第1章

人はなぜメゲるのか

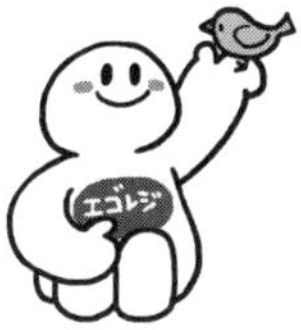

1 メゲたり落ち込んだりする心のメカニズム

私たちは、毎日の生活の中で、「自分ってだめだなぁ」「なんで自分だけ失敗ばかりするんだろう」「嫌なことばかりが続くな」とメゲたり落ち込んだりします。でもなぜ、メゲたり、落ち込むのでしょうか？　まずは、メゲたり落ち込んだりする心のメカニズムについて考えてみたいと思います。

◆「自分には能力がない」「ワタシは頭が悪い」
――失敗の原因は自分にあると思う

例えば、もしあなたがバレーボール部に所属していて、この試合に勝てば地区優勝できるという大事な試合に出場していたとしましょう。そしていよいよ「あと一点決めれば優勝する」というときに、あなたにサーブの順番がきました。心臓はドキドキ、チームメイトからの熱い視線があなたに向けられています。皆の思いを胸に最後のサーブを打ったのですが……ラインを割りコートの外にボールが飛んでしまい……相手にサーブ権を許してしまい……結果的に負けてしまいました。自分のサーブが相手のコートにさえ入っていれば、こんなことにはならなかったのでは……という思いが、何日たっても頭の中を駆けめぐり、一度折れてしまった心は、一向に立ち直ることはできない状態が続きます。

「あぁ、なんでサーブを失敗したんだろう。やっぱり練習不足のせいなんだ！　私にバレーボールは向いていない。だからもう辞めよう。私には運動能力がないから、いくら練習してもダメなんだ。チームメートやコーチは、慰めてくれるけど、ああ、やっぱり負けた原因は、私にあるんだよね……」

この例を見ると、自分の能力のなさ、努力しなかった自分が悪いという「自分」に原因があると考えています。そして、そうした経験が度重なっていくと、「あ～、なんて自分はダメ人間なんだろう……」と自分を責めて、ますます落ち込んでしまい、自信をすっかり失ってしまいます。「何をやってもダメに決まっている」という思いに駆られる、いわばどん底状態です。

◆「できる」「大丈夫」と思っていたのにダメだった
――理想と現実のギャップが大きくなるほどメゲる

「メゲてしまう程度」は、人それぞれ違います。しかし、大丈夫だろうと思っていた予想が外れたり、期待に応えられなかったりしたときのショックの度合い、メゲてしまう程度は、やはり大きいものでしょう。これだけ勉強したんだから、期末テストでは高得点間違いなし、と思って臨んだ英語のテストでしたが、結果は再試。「あ〜あ、なんで自分は英語がだめなんだろう、いくらやってもだめだなぁ……。これでは希望の大学には受かりそうにない」とすっかり落ち込んで、次の日の数学のテスト勉強にも手がつかなくなってしまい、数学は赤点状態……、最悪な負のスパイラルに入ってしまったわけです。

出来ると思ったことが出来ない、ここまでは出来るだろうと予想したのに出来ない。つまり理想と現実とのギャップが大きければ大きいほど人は落ち込んでしまいます。落ち込む程度は人それぞれでしょうが、自信を持って臨んだことがうまくいかなかったとき、その落胆度合いが大きくなることは間違いないでしょう。

つまり、大丈夫だろうと思っていたのにダメだった場合に、メゲてしまう程度は大きくなってしまうわけです。予想や期待と現実がズレてしまうと、人はメゲてしまい、失望感や挫折感にさいなまれるのです。

◆自分の性格がよくない
——自己嫌悪に陥りメゲる

「あなたは、自分がどんな性格なのか、じっくりと考えたことはありますか？　そして、自分のその性格が好きですか？」

こう尋ねると、「自分の○○な性格が嫌いです」とおっしゃる方がほとんどです。つまり、「性格は？」と問われると、長所よりも短所に目が行き、自分のイヤな面ばかりが気になる人が多いのです。

ある女子大生が、授業単位が2単位足りずに卒業できなくなり、就職も取り消しになってしまい「どうしたらいいだろうか」と私に相談しに来ました。その学生は3年次までに卒業単位はほぼ取り終えており、「油断していた」とのことです。４年次になってからは週に一日しか登校せず、他の日はずっとアルバイト。教員が再三の注意を促していたにも関わらず、「自分は大丈夫」と他人事のように忠告を受け流していたようです。そして、卒業査定が行われた2月末になって、「え～？　どうしよう！」。すでに手遅れでした。

ご両親はカンカンに怒ったようです。いい加減な生活態度を送っていたツケがまわってきたということだったのでしょう。「本当に自分のこのいい加減な性格が悪かった……」と涙を流して私に話してくれました。

つまり「自分の性格が悪いからこんな状況になり、メゲてしまっている」と考えることが私たちにはあるわけです。

◆失敗してはいけない

——完全主義者ほどメゲる

あなたは約束事をいつもしっかり守っていますか？　例えば提出物の締め切りには、期日に一度も遅れたことがなく、むしろ締め切りよりも早めに提出している方でしょうか？　それともいつもギリギりで、「遅れてもいいや……」といい加減な方でしょうか？

一般的に「完全主義者」というと、間違いを犯さず、なんでもできることを「良し」とする人のことを指しています。

完璧に仕事をこなすには、ものすごいエネルギーが必要になりますが、完璧にさえ行えば、高い評価も得られますし、「さすがだね！」と称賛を得ることもできます。

完全主義について研究している桜井茂男によれば、完全主義には、自分が常に完全でありたいという「完全欲求」というもののほかに、自分のやった仕事をけなされたり、否定されないようにするために、前もって完全性を追求しておく、「失敗過敏」という側面があるということです。

高い目標を設定してチャレンジすることは、とても大切なことで、それを完璧にこなせたら、そのときの達成感は大きなものとなるでしょう。スポーツ選手が「目標は、オリンピックで金メダルを取ることです」と話しているのをテレビなどでよく見かけますが、それは、「世界一になる」という高い目標の達成のために頑張ることが、私たちに努力するパワーを与えてくれているということを、証明しているのだと思います。

しかし、周囲からの叱責や批判を恐れるがためにビクビクして、失敗は許されないから完璧にやらなくてはいけないという意識が働くとき、精神的な問題を抱えてしまうことが多くあります。そしてこうしたタイプの完全主義は、自分の気持ちに気づかず無意識に「頑張らないと怒られるから、完璧にやらなくちゃいけないんだ」と思いながら生活している場合が多いのです。

メゲやすい人、落ち込んでしまいやすい人の中には、何事にも完璧を求める「完全主義者」が多く見られます。間違いがないかをいつもチェックし、完璧な状態で何事もこなそうとします。期末試験が近づけば、きちんと前もって計画を立てて、コツコツと勉強を行うようなまじめな性格の人です。

こうした人は当然、勉強はよくできますし、仕事でもミスは少なく、有能だと評価されます。また、いい加減な人のことを「信じられない」「許せない」と思っている場合も多いのです。

特に、失敗を恐れるあまりに完全を目指す、「失敗過敏型」完全主義者の落ち込みの程度は、非常に大きくなります。一般の人が気にならないことも気にする人ですから、メゲてしまう程度も、人一倍大きくなるわけです。

このタイプの完全主義者がメゲてしまうと、落ち込む度合いが大きいために、回復にも時間がかかり、自信喪失になったり、うつ症状に陥ったりしてしまう場合もあります。

◆思考パターンがメゲる悪循環を生む
――考え方のクセを変える

「あ〜、も〜う、イヤだイヤだ……」と、小さなことにもメゲてしまい、愚痴を言う人は結構います。そこで、そういう人の話をよく聞いてみると、「ものの考え方」に一定の方向性があることが分かります。

メゲやすい人の思考パターン＝考え方のクセは、「あぁ〜、また、仕事で失敗しちゃった。やっぱり私って、この仕事に向いていないんだわ」「そういえば、周りの同僚や上司から褒められたことないし、これからもず〜っとダメなんだろうな」という悪循環。マイナスの、ネガティブなスパイラルです。「大変なんですね」とその愚痴を端《はた》で聞いているだけで、

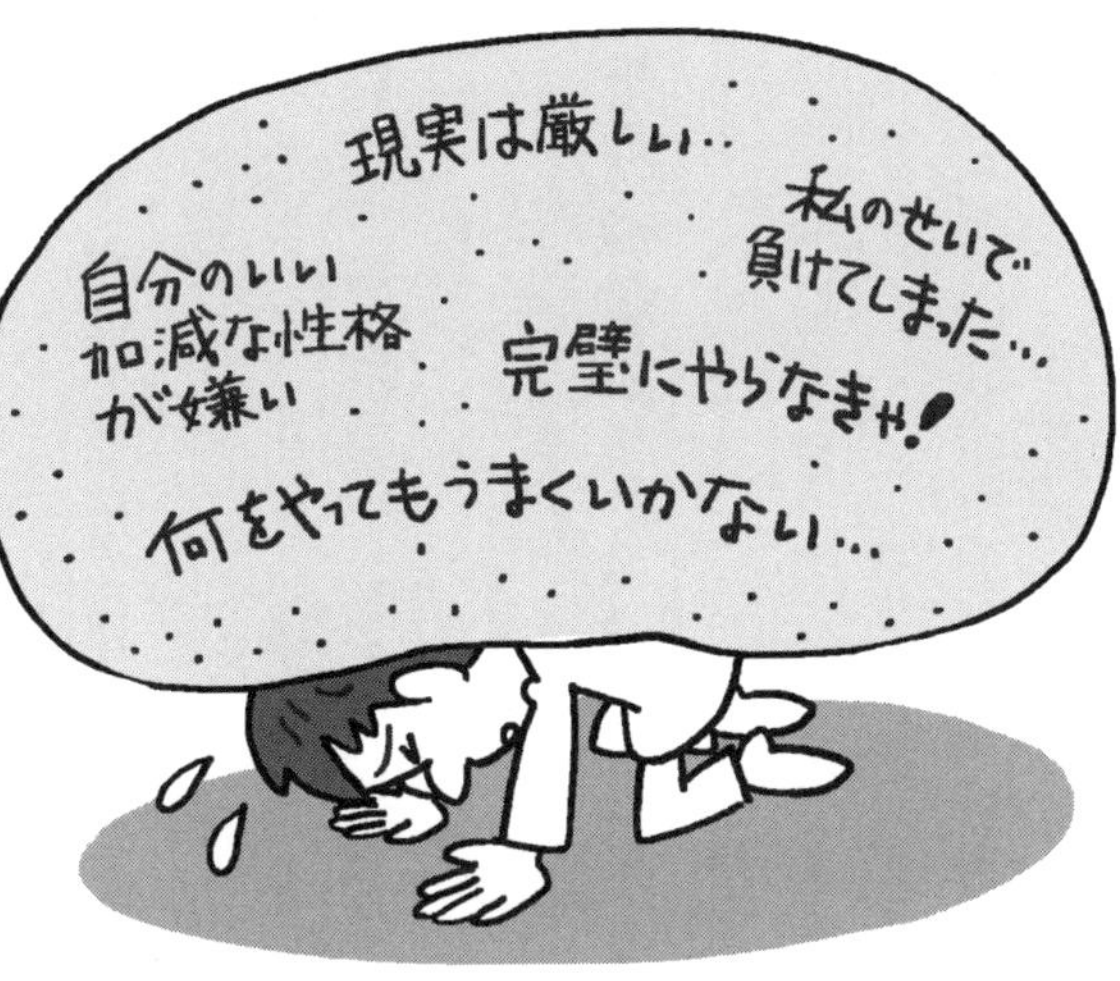

現実は厳しい…
私のせいで負けてしまった…
自分のいい加減な性格が嫌い
完璧にやらなきゃ！
何をやってもうまくいかない…

実はこちらもウンザリしているのです。

ささいなことにメゲてしまって、なかなか立ち直れない人は、「今の失敗は、この先も永遠にず～っと続き、おまけに、自分がダメだからそうなったんだ」と思い込み、ひいては、全て自分のやることがダメなように思えてきてしまいがちです。

こうした思考パターンの悪循環、つまり、考え方のクセを、別のパターンに変えていくことによって、メゲない自分をつくっていくことができます。その方法については、第4章で述べることにします。

2 メゲ続けると、どうなってしまうのか？

◆「自分が悪い」という思いがず～っと続くと「うつ」になる

最近、「うつ」という言葉を、よく聞くようになりました。表情が暗く、いつもに比べて口数も少なく、調子が悪そうな人を見かけると、「あの人って『うつ』らしい」という噂もささやかれるのではないでしょうか？　皆が、気軽に「うつ」って言葉を使うものだから、自分も、なんだか気分がすぐれなかったり、イライラが続いたりすると、「あ〜、うつになっちゃいそう！」なんて思ったこともあるかもしれません。こうした「気持ちが落ち込んだ状態」、つまり「メゲてしまった状態」が長く続くと、「うつ」になってしまう可能性があります。

実はこの「うつ」というのは一般的な表現であり、精神科の領域では「気分障害」というカテゴリーに入り、「うつ」という言葉のほかに、「うつ状態」「抑うつ状態」「うつ病」という言葉もよく使われています。

「うつ状態」と「抑うつ状態」は、だいたい同じ意味で使われており、気持ちが落ち込んだ状態を表現しているようです。そして、そうした状況が長期にわたって続き、生活に支障をきたすようになってしまった場合を「うつ病」と表現しています。

うつ状態というのは、メゲてしまって気持ちが沈み、何をやっても楽しく感じられず、興味が湧かず、生きていること自体にすら意味を感じられなくなっている状態です。

「うつは心の風邪」と言われることがありますが、身体が風邪をひいたときのように、薬を飲んでおいしいものを食べて安静にしていれば、次第に症状がよくなっていくというものではありません。慢性

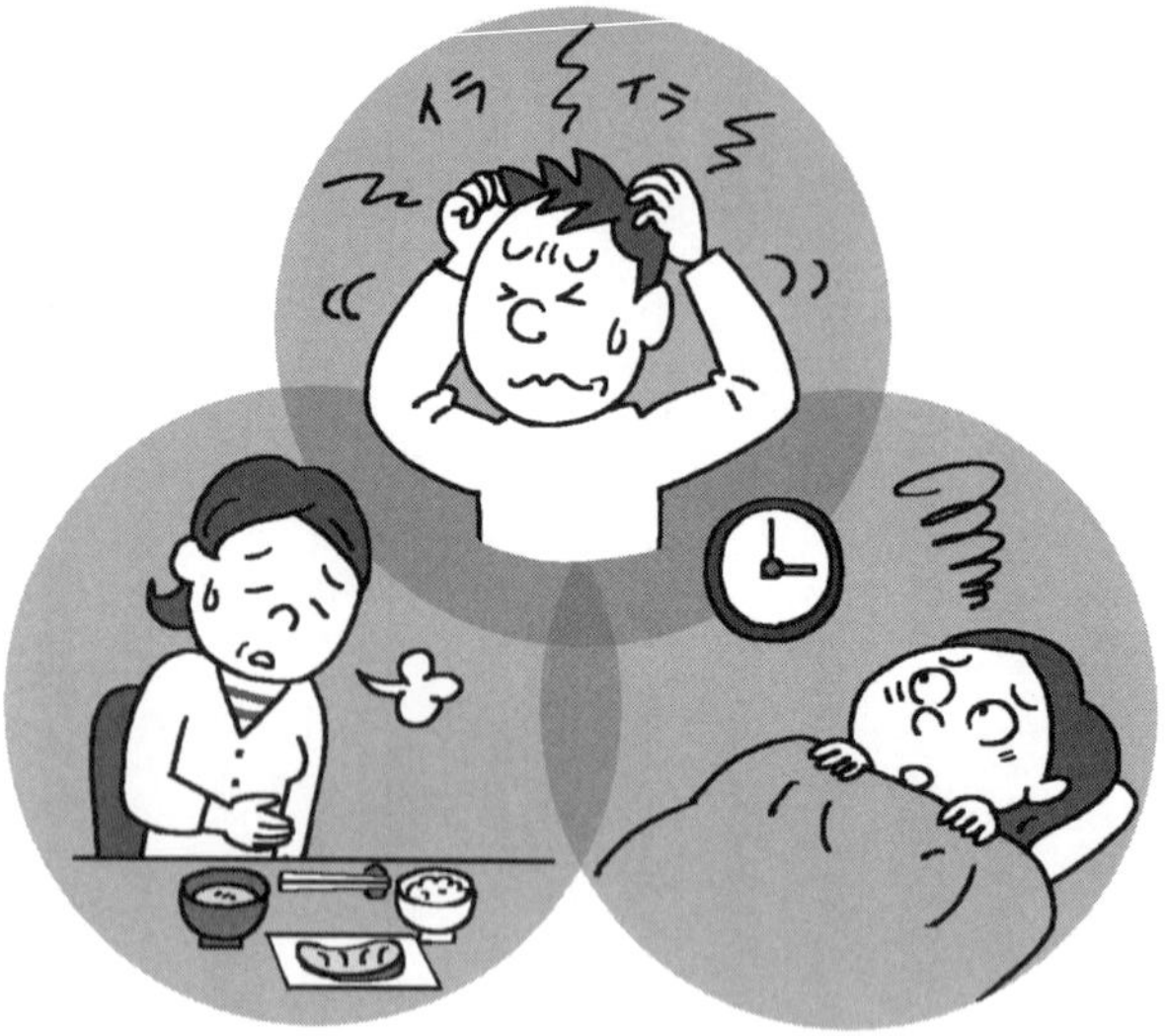

化してしまうと、日常生活にも大きく支障をきたします。「生きていくのが辛《つら》い」と思う人もいますし、「自殺してしまいたい」とまで思いつめてしまう人もいます。

また、「うつ」は本人も家族も、そうした状況に陥っていることになかなか気づかないことが多いので厄介です。なぜ気づかないのかと言うと、うつになりやすい人は、まじめで几帳面な人が多いので、自分の悩みや辛い気持ちを人に話そうとはしないことが多いからです。

寝つけなかったり、だるかったり、肩こりがしたりといった身体症状、「何もやりたくないなぁ～」と思ったり、わけもなく寂しい気持ちがして悲しくなったりすることって、誰にでもありますよね。

そうした状態になる前には、きっとメゲてしまった経験があったと思うのです。その小さな経験から完全に回復しないまま、また同じような経験が積み重なっていく……すると気持ちはさらにドンドン沈んでしまいます。

なんで自分はダメなんだろう。また失敗した。またダメだった……。こうしたネガティブ経験が重なると、悪いことばかりが頭をよぎってしまって不眠状態になってしまうこともあります。

◆自尊感情が低下し、自分で自分がイヤになってしまう

では、なぜ、メゲてしまうことが続くと、「うつ状態」になるのでしょうか?

私たちは、毎日の生活を送っている中で、人と比べて自分はダメだとか、あの人よりは自分のほうが優れているとか、頑張っているとかを、心の中で密かに思いながら活動しています。

みなさんが子どもだった頃を思い浮かべてみてください。勉強ではどんな教科が得意でしたか? 体育ではどんな種目が好きでしたか? ボール投げはからっきしダメでも、ピアノは上手だった。漢字の書き取りは苦手だったけど、計算は早くて先生にいつも褒められていた。そんな思い出はありませんか? 「○○はダメだけど△△は人よりも上手」、実は、そんな思いが私たちの生きる支えになっている

のです。学校の成績は良くなかったけど友達の数だけでは誰にも負けないとか、スポーツはだめだけど誰よりも絵がうまかった、というような思い出をもっている方も結構いらっしゃるのではないでしょうか？

自尊感情というのは、人にはないけれど、自分は自慢できるものを持っていること、そして、今の自分で大丈夫なんだと思うことを言います。

ところが、メゲてしまうことが続くと、この自尊感情がドンドン低下してしまいます。「あ〜、ダメだ」「これもダメだった」「何をやっても全てがダメだ」……。一つだけでも自分に誇れるものがあればまだしも、それが思いつかない状態に陥ると、自分が存在していることすら無意味に思えてくる……。そうなると、心も身体も機能しなくなってしまいます。それが「うつ状態」。自分のことが大嫌いになって、イヤでイヤでたまらなくなってしまうのです。

小さい頃から、親に叱られ続け褒められることが少ない家庭環境で育つと、自尊感情がどうしても低くなってしまいがちだと考えられています。親にさんざん怒られ、「あなたはダメな子どもだね」と言われて育つと、人から褒められても「どうせそれってお世辞でしょ？　私って昔からダメだ、ダメだって言われてきたから、今さら褒められたって、ウソにしか聞こえない！」という、なんとも悲しい心のメカニズムが働いてしまうのです。

褒められる経験が少ない環境で育ってしまった人は、自分のいいところを探し出すことが、とても苦手になってしまっているのです。「自分はダメな人間だ」「自分が悪いから失敗してしまうんだ」と思い込む傾向があるので、イヤなことや失敗を経験すると、すぐにメゲてしまうわけです。

では、どうすれば「メゲない心」を持つことができるのでしょうか？　メゲてしまったとしても、そこからうまく回復するには、どうすればいいのでしょうか？　次章以降で、その方法や取り組み方について、一緒に考えていくことにしましょう。

「うつ傾向」チェック（次ページ）をしてみましょう。うつ状態に陥っている人には、次のような症状が出ていることがあります。早い段階でそのサインに気づき、対処を考えていけば深刻にならないはずです。しかし、ほぼ全部に当てはまるということになっていたら、家族や友人に相談してみましょう。

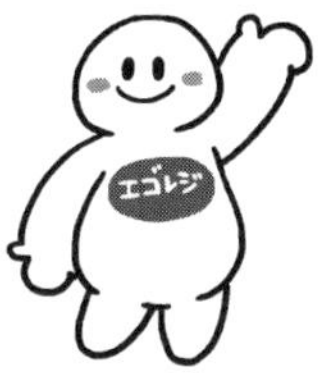

「うつ傾向」チェック

①日常行動

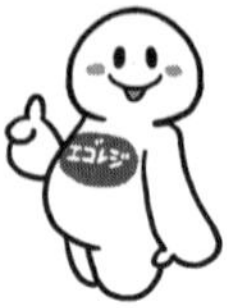

- □　口数が少なくなる
- □　イライラしている

②人間関係

- □　人と話をするのがめんどうである
- □　つきあいが悪くなる
- □　気弱になる

③仕事

- □　仕事が遅くなる
- □　仕事に集中していない
- □　仕事の能力が落ちる
- □　ミスが多くなる
- □　意欲が低下する
- □　遅刻や欠勤が増える
- □　休日明けに調子が悪い
- □　朝、起きたときに調子が悪い

④身体症状

- □　睡眠障害がある
（入眠障害・途中で目が覚める・朝方目が覚めてしまう）
- □　食欲が落ちている
- □　全身がだるい
- □　頭痛
- □　胃腸の調子がよくない
- □　動悸・息苦しさがある

第2章

エゴレジリエンス（エゴレジ）とはなに？

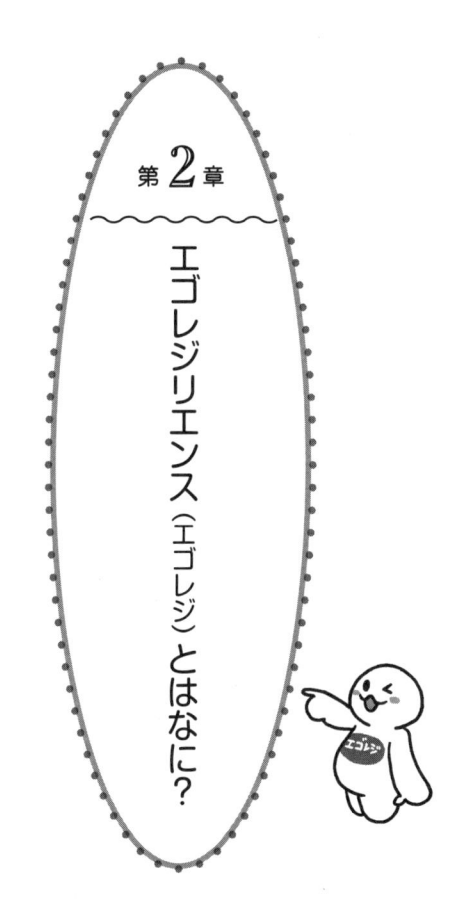

1 メゲた自分を元気にさせてくれる力

毎日の生活の中で、私たちは仕事で失敗したり人間関係に悩んだりします。そうしたとき、ほとんどの人は落ち込んでメゲてしまいます。

「あぁ、なんて自分はダメなんだろう」と自己嫌悪に陥ったり、「ああしていれば、こうはならなかったはず」と悔やんだりします。○○していたらよかった……、こうすればよかったのに……とタラ、レバ、を考えてクヨクヨするのが人間なのです。

ところが、一晩眠ればケロッとして、昨日の落胆ぶりがウソのように元気を回復し、明るく前向きで物事に取り組める人がいます。

同じような失敗体験や人間関係の悩みに直面していても、前向きに取り組める人と、そうでない人がいるのは、どうしてなのでしょうか？　その違いを説明できる概念がエゴレジリエンスです。エゴレジリエンス、この言葉を初めて耳にされた方も多いのではないでしょうか。

エゴレジリエンス（ego-resilience）は、近年、心理学の分野で特に注目されているもので、「エゴ」と「レジリエンス」という言葉から成り立っています。日本語では「自我弾力性」と訳されることがありますが、この訳語はなんだか取っつきにくい言葉です。そこで本書では、エゴレジリエンスを「エゴレジ」と短縮して使いたいと思います。

このエゴレジという概念を最初に提唱したのは、ジャック・ブロックというアメリカ人です。彼は、人間には日々のストレス状況に直面したときに、自我（エゴ）を調整しながらバランスを取って、元の適応状況に向かおうとする能力があるとして、その力のことを、「エゴレジリエンス」と名づけました。

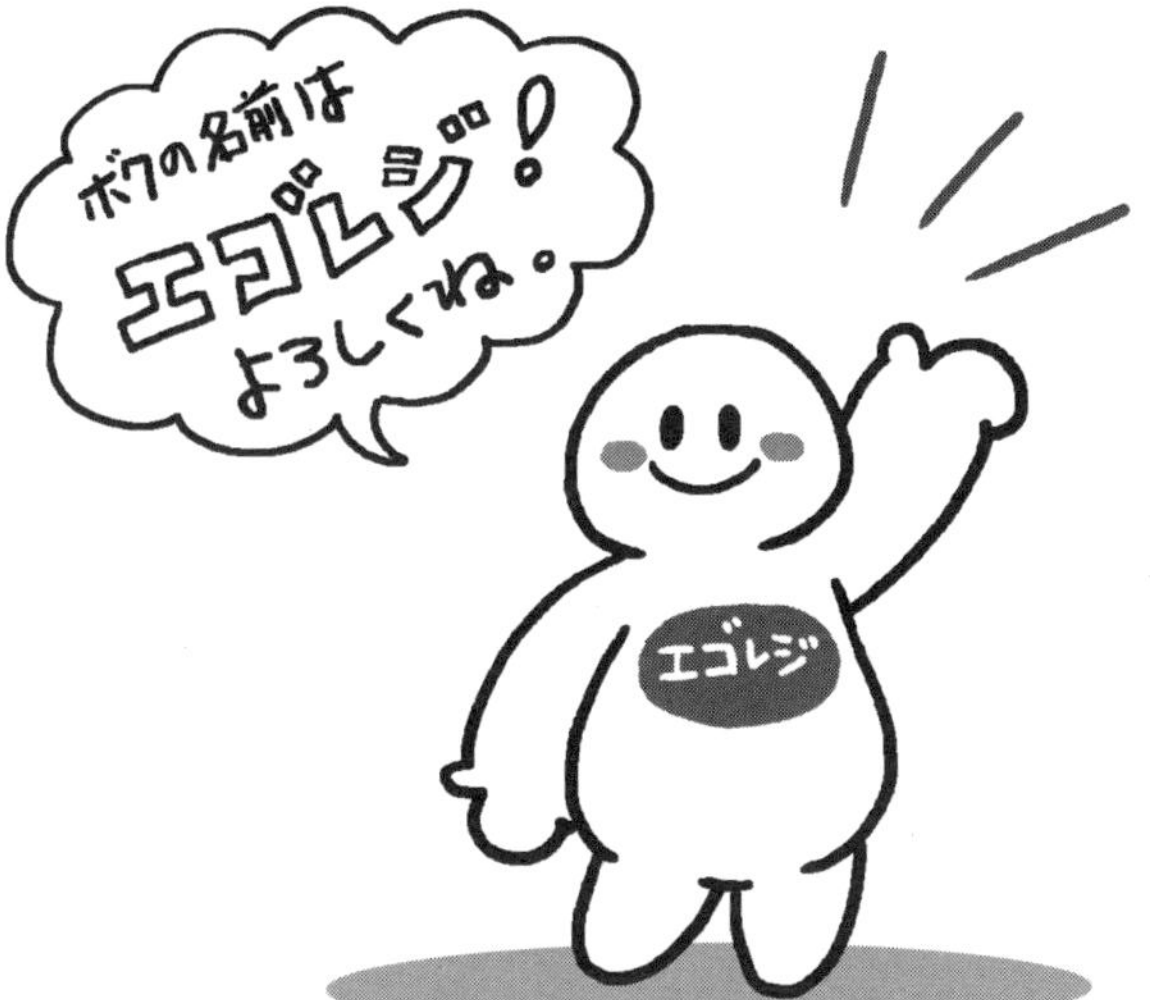

◆「エゴ」とは、現在の自分のことです

エゴレジリエンスの「エゴ」の部分について説明したいと思います。「エゴ」は「精神分析の父」であるフロイトが、人間の心の構造を表す言葉として使ってから、一般的にも知られるようになりました。

フロイトが考えた「心の構造」とは、もっとも下にあるのが人間の本能であるエス、その上にエゴ（自我）、さらにその上に、スーパーエゴ（超自我）というものです。とくにフロイトは、人間の心の奥底に潜む、自分では気づいていない部分である「無意識」に注目しました。無意識の中に影を潜めている感情や欲求こそが、実は私たちの心身の不調の原因になっていることが多いというのです（**「心の構造」は3つの層でできている**」、次ページ図参照）。

「エゴ」は自分でも気づかない無意識の世界からの感情や欲求と向き合い、悩み苦しめられているのです。エゴはスーパーエゴという、いわゆる常識やモラルとの板ばさみになることもしばしばです。つまり現実の自分であるエゴの問題で私たちは苦しんでいるのです。

フロイトは、無意識を理解する方法として、私たちが眠っているときに見る「夢」に着目しました。どんな夢にも意味があり、そこには、日常生活で満たされない願望が投影されていると考えたのです。

「心の構造」は、3つの層でできている

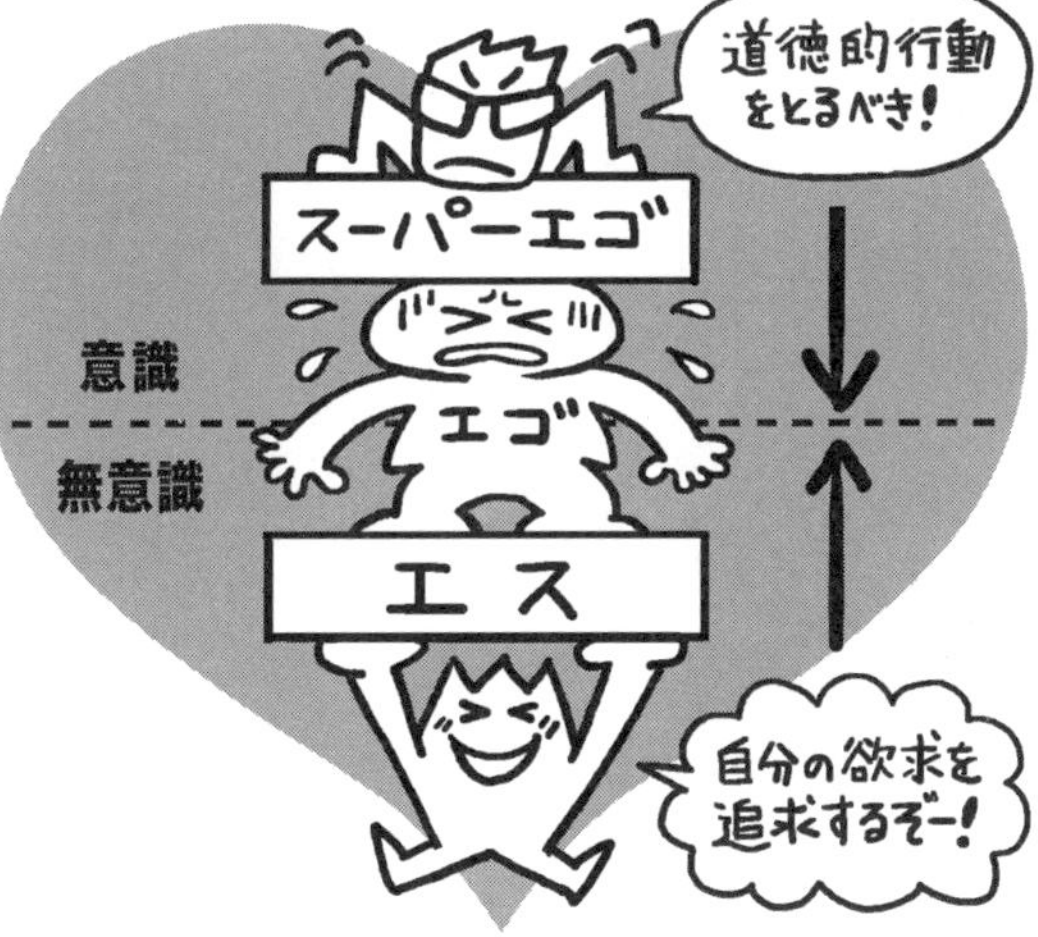

「あぁ〜、イヤな夢だった」とか「とってもいい夢を見ちゃった」と思うだけではなく、その夢の登場人物や場面、ストーリーをじっくり分析してみると、普段の生活での欲求不満や、自分の気づかない一面を知ることができるというのです。夢の中に、もう一人の自分がいると考えてもいいのかもしれません。

今晩、夢を見たら、その意味をじっくりと考えてみてはいかがでしょうか? そうすれば今の自分である「エゴ」の悩みを解決する糸口が見つかるかもしれません。「無意識」に関心を持った方は、フロイトの『夢判断』をはじめ、夢に関する本を、ぜひ読んでみてください。

◆「レジリエンス」とは、回復する力

では次に、エゴレジリエンスの後半部分、レジリエンスについて簡単に説明しておきましょう。レジリエンスとは「弾力性」「回復力」という意味で、グッと力が加わったときに、元の形や場所に戻る力、という意味だと考えられます。

私たちがよく使う言葉に、「ストレス」があります。ストレスは「外の力による歪み」という意味であり、物理学において「鋼《はがね》に大きな力が加わったときに、ねじれて歪《ゆが》んでしまうこと」をストレスと呼んでいたことが始まりのようです。つまり、レジリエンスというのは、外からの力を受けて、ねじ曲がった状態を「はね返す力」だと言えます。このレジリエンスの力が強かったり、柔軟性が高かったりすれば、外部からのストレスをうまくはね返す、あるいは、うまく対応することができるようになるのです。

日々の生活で直面するストレスを、いかにうまく調整して、ポジティブに生きていくことができるのか？　どうすれば、イキイキとした毎日を送っていくことができるのか？　そのカギを握るのが、エゴレジリエンスなのです。そして「エゴレジリエンスを高める」というのは、メゲてしまいそうになったとき、あるいは、ちょっとメゲてしまったときに自分をうまく立て直し、元の自分さらには、もっと

「レジリエンス」は、ストレスをはね返す力

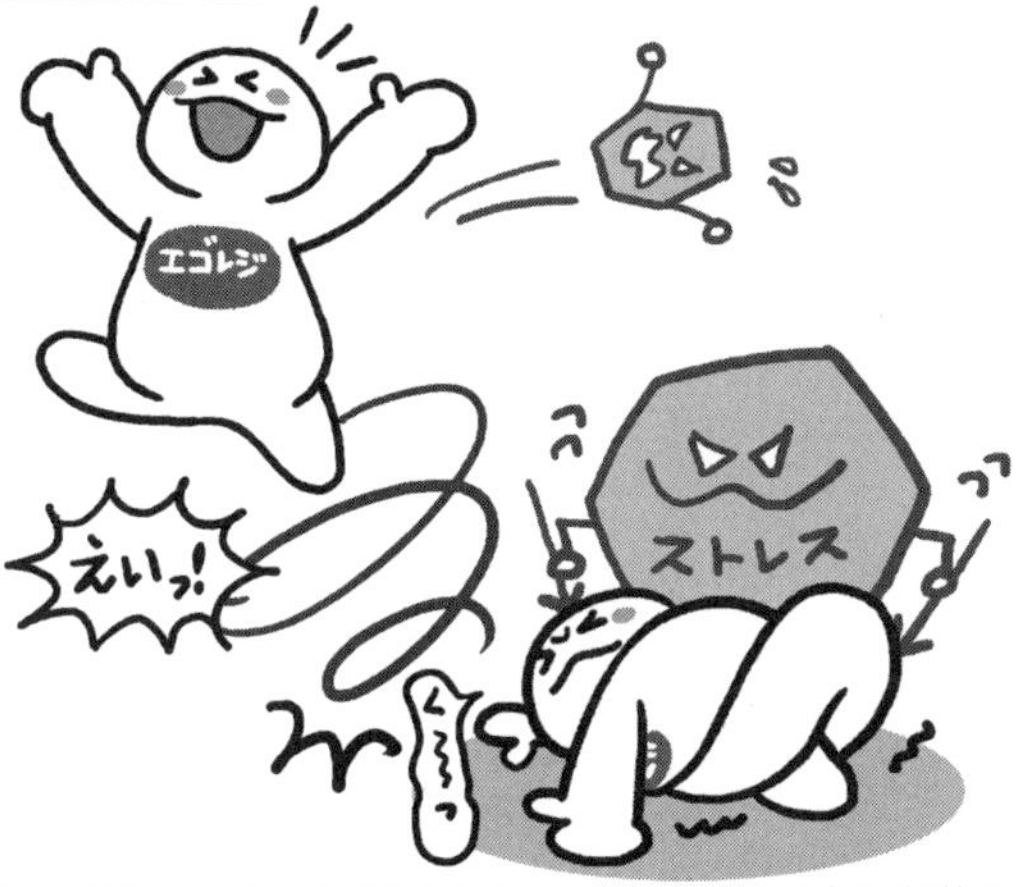

日々の生活でストレスをはね返して、イキイキとした毎日を送る。
そのカギを握るのが「**エゴレジ**」。

よい自分になるためのキーコンセプトだとも言えます。本書では、このエゴレジリエンスを高める方法について第3章で詳しく説明していこうと思います。

◆エゴレジリエンス・チェックをしてみましょう

「エゴ」と「レジリエンス」が結びついた「エゴレジリエンス」(エゴレジ)は、一体どのような効果を私たちに与えてくれるのでしょうか? その話をする前に、まずは、あなた自身の「エゴレジ」を測定してみましょう。**「エゴレジ」チェック**(次ページ)の項目は、あなたにどの程度あてはまるでしょうか? あてはまる程度を示す点数をそれぞれ( )に記入し、合計点を出してみましょう。

「エゴレジ」チェック

全くあてはまらない	1点
あまりあてはまらない	2点
かなりあてはまる	3点
非常にあてはまる	4点

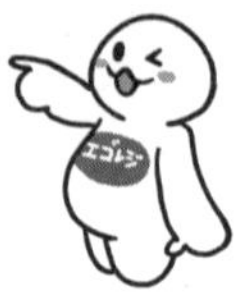

①私は友人に対して寛大である（　）

②私はショックを受けることがあっても、直ぐに立ち直るほうだ（　）

③私は慣れていないことにも、楽しみながら取り組むことができる（　）

④私はたいてい、人に好印象を与えることができる（　）

⑤私は今まで食べたことがない食べ物を、試すことが好きだ（　）

⑥私は人からとてもエネルギッシュな人だと思われている（　）

⑦私はよく知っている所へ行くにも、違う道を通って行くのが好きだ（　）

⑧私は人よりも好奇心が強いと思う（　）

⑨私の周りには、感じがよい人が多い（　）

⑩私はたいてい、よく考えてから行動する（　）

⑪私は新しいことをするのが好きだ（　）

⑫私は日々の生活の中で、面白いと感じることが多い（　）

⑬私は「打たれ強い性格」だと思う（　）

⑭私は誰かに腹を立てても、すぐに機嫌が直る（　）

合計（　　　　）点

（ブロック＆クレメン、1996）

あなたのエゴレジは、何点になったでしょうか？　ブロックとクレメンはエゴレジ合計点を次のように区分しています。

47点～56点　**超パワフルエゴレジ**
37点～46点　**かなり高めエゴレジ**
27点～36点　**まあまあエゴレジ**
21点～26点　**ちょっと低めエゴレジ**
20点以下　**超低めエゴレジ**

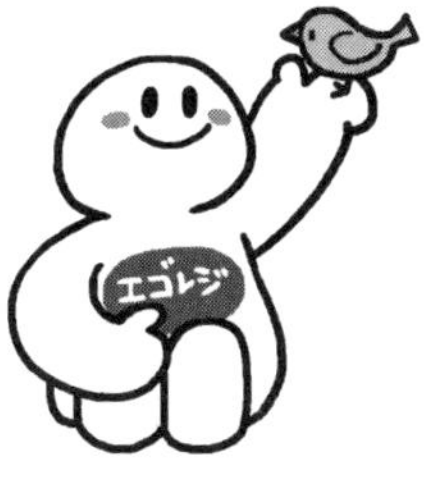

2 ストレスを、柔軟に調整するスイッチ

ではエゴレジを理解していただくために、エゴレジをエアコンの自動制御モードに例えてみましょう。私たちが快適だと感じる温度は人それぞれ違っています。ある人は暑いのが嫌いで、5月だというのにもう半袖姿です。そうかと思えば5月だというのに冬物のセーターを着ている人もいます。湿度との関係もあるでしょうが、快適な温度はおそらく22℃くらいではないかと思います。

美術館では大切な展示品を守るために、展示室の温度を、一年中同じ温度に設定しているようです。ですから暑すぎることもなく寒すぎることもなく、絵画や展示品、そして人にも快適な温度で鑑賞ができるようになっているわけです。エゴレジとは、自分が快適だと感じる温度の自動制御モードのような機能を持っていると考えていただければと思います。

自分が快適だと感じる温度が26℃だとすれば、そのモードでは、ストレスなどのいわば外気温が33℃の場合、26℃にまで下げようとしますし、外気が18℃であれば26℃にまで上げようとする機能が働

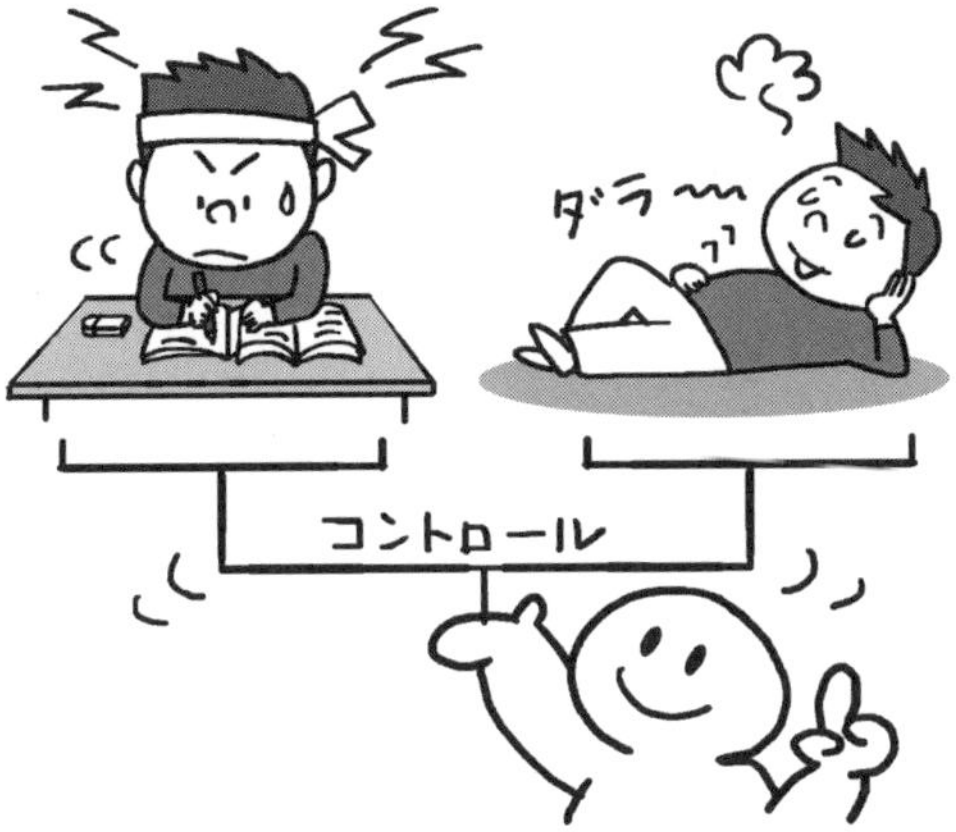

きます。さらに言えば、エゴレジはストレス状況が高くなれば、それを調節してストレスを和らげようとし、何もない、ダラ〜ッとしたやる気のないときには適度な緊張感を私たちに感じさせ、元気を与えてくれるのです。すなわちエゴレジは、ストレス状況にある自分を元の状態に戻す調整能力です。

ではエゴレジは一体、何をどのように調整するのでしょうか？

私たちの日常では、「必死に頑張る自分」（例・テスト前の猛勉強や責任ある仕事）と「ダラッとしたリラックスする自分」（例・テストが終わって、一日中ゴロゴロとしている）がいると思います。前者の自分をオーバーコントロール、後者をアンダーコントロールと呼びます。エゴレジはこの両者の自分の状態をちょうどバランスよく保ってくれる働きをしてくれます。

では**「自分をコントロールする傾向」チェック**（次ページ）をやってみてください。そして、もう少し具体的に2つの自分の状態について説明してみましょう。

「自分をコントロールする傾向」チェック

◉あなたはどちらのタイプ？　ご自分のあてはまる項目にチェック☑を入れてください。

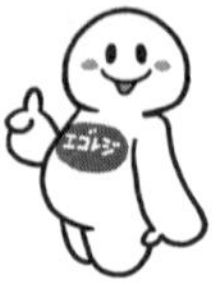

【A群】

①完ぺき主義である	□
②責任感が強い	□
③たいていのことは計画的に取り組むほうだ	□
④粘り強く、簡単にはあきらめない	□
⑤まじめ人間である	□
⑥はにかみ屋である	□
⑦人に対して厳しい	□
⑧整理整頓が得意	□

【B群】

①後先のことを考えずに行動してしまうことがある	□
②規則正しい生活が苦手だ	□
③何か欲しいものがあるとがまんできない	□
④気まぐれだ	□
⑤熱しやすく冷めやすい	□
⑥つい衝動買いをしてしまう	□
⑦何事もマイペースだ	□
⑧マナーやルールを守れないことが多い	□

◉いかがでしたでしょうか？

A群にチェックが多く入った人は、「オーバー・コントロール」タイプ、B群にチェックが多く入った人は、「アンダー・コントロール」タイプと言うことができます。

◆オーバー・コントロール＝自己抑制タイプ

「オーバー・コントロール」とは、自分のことを抑制する傾向のことであり、A群の項目にチェックが多く入った方です。このタイプの人には、次のような特徴があります。

物事に対し慎重である／がまん強い／根気強く取り組む。簡単にあきらめない／臆病である／素直で従順である／注意深い／計画的に先のことを考える／一人でいることを好む／恥ずかしがり屋で控え目／思慮深い

「オーバー・コントロール」タイプにはまじめな人が多く、何事にも一生懸命です。自分にも他人にも厳しく、責任感も強い努力家なのですが、ときに、他人のだらしなさとかいい加減さが気になって、見過ごすことができません。つい、嫌味なひと言を言ってしまうこともあります。

また、このタイプの人は、ギリギリまで自分を追い込みがちです。体力が限界にまで達して、「も～うイヤだ」と思うことも多いのですが、それでもまた懲りずにコツコツと仕事に励んでしまうような人で

す。何事にも慎重で無茶な行動を取りません。パァ～ッと大騒ぎしてお酒を飲んで、我を忘れてしまったなんて経験も決してしない人です。カラオケでも、マイクを離さず一人で歌い続けるなんてことも、苦手な人です。ですが、粘り強く、一つのことに打ち込める人でもあります。なのにちょっぴり恥ずかしがり屋。大勢で騒ぐよりも、一人でゆっくり、じっくりと時間を過ごすのが好きというタイプです。

◆アンダー・コントロール＝自己解放タイプ

では、前出の**「自分をコントロールする傾向」チェック**（42ページ）で、ちょうど正反対に位置するB群のアンダー・コントロールについて説明したいと思います。この傾向の強い人には次のような特徴が見られます。

自由奔放にふるまう／締め切りを守らなくても平気である／すぐにイライラして怒る／注目の的になろうとする（例えば、見せびらかす）／よく遅刻をする／活動的である／イキイキとしてエネルギッシュで、元気がいい／食事の時間が日によってまちまちである／気分がすぐ変わり、感情的で不安定である／じっとしていることが苦手

「アンダー・コントロール」タイプの人は、決められた通りに行動するのが苦手で、約束の時間にも遅れがちです。にもかかわらず、「ごめ～ん！　ちょっと寝坊しちゃった」なんて言い訳を、悪びれもせず平気で言える人。エ～ッ？　と思うかもしれませんが、そんな人って結構いるはずです。

また、このタイプの人は、がまんをあまりしない人です。ですから、今日は何も買わないつもりが、「お似合いになりますヨ～」のひと言に乗せられて、高価なブランド品を買ってしまうことがある人です。そして後日、「なんでこんなの買っちゃったんだろう？」なんて後悔を一応するにはするのですが、それもつかの間、またすぐに衝動買いをしてしまうような人です。

このタイプは、好きな時間に好きなことをして、まずは自分が楽しむことをモットーにしている人。人の言動に合わせることが嫌いですから、「マイペース」と評されることも多いようです。

◆エゴレジはオーバーとアンダーのバランスを調節するスイッチ

さて「オーバー・コントロール」と「アンダー・コントロール」の特徴を述べましたが、要するにエゴレジというのは、両方のレベルを適切に調整すべく働くスイッチなわけです。

「オーバー・コントロール」の状態とは、ひと言で言えば、自分の欲求を極端に抑えつけることです。

オーバーとアンダーのバランスを調節

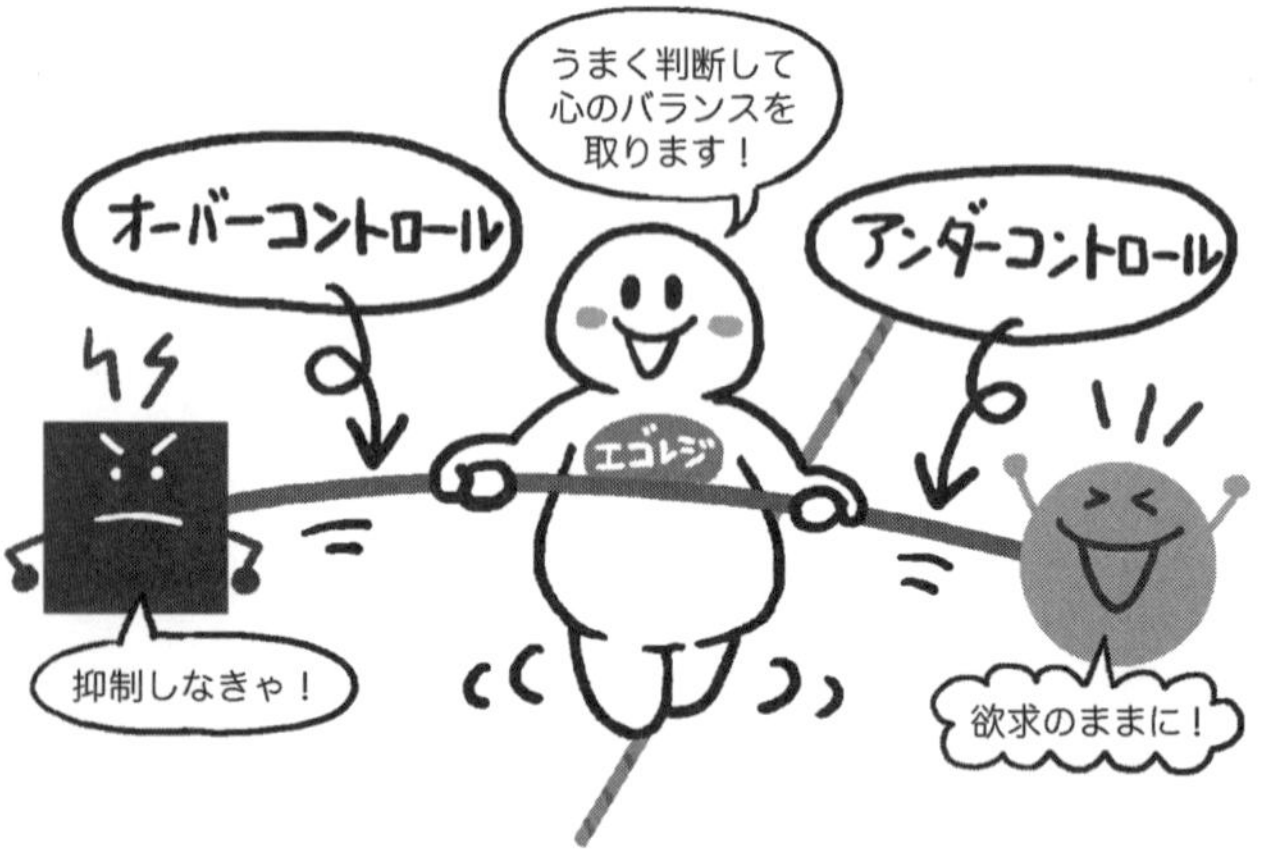
うまく判断して
心のバランスを
取ります！
オーバーコントロール
アンダーコントロール
エゴレジ
抑制しなきゃ！
欲求のままに！

エゴレジとは、日々の小さな出来事やストレスに対して、柔軟に自我を調整し、状況に上手に対処し、適応できる能力。

その程度が強くなりすぎると、自分の力で決定することができなくなってしまい、不必要なまでにがまんをし、自分が楽しむことに罪悪感すら感じてしまい、周囲から孤立してしまうことになるでしょう。

「アンダー・コントロール」の状態とは、「オーバー・コントロール」の正反対にあり、自分の欲求の赴くままに行動を取ってしまうことです。この傾向が強いと、社会が適切な行動を求める場面においてもがまんをせずに、いつも自分の欲求を押し通そうとするため、周囲からわがままで身勝手であるといった評価を受ける場合があります。このように、オーバーすぎる状態も、アンダーすぎる状態も、心の健康や社会性という点からすると、決してよい状態とは言えないことが分かります。

エゴレジは、「オーバー」と「アンダー」のバランスをうまく取ってくれる機能を果たしています。オーバーの方向に行きすぎたらアンダーの方向に、アンダーの方向に行きすぎたらオーバーの方向に、エゴレジは状況をうまく判断しながら、心のバランスを取ってくれるのです。

例えば、明日が新しい商品について社内でプレゼンをする日。この自己アピールが出来るプレゼン準備にこの数日残業、残業で頑張る日が続いたとしましょう。目の前の仕事に没頭して心の余裕がなくなり、時間に追われている状態がオーバー・コントロールの状態です。ですが、そのプレゼンが無事に終わって好評価がもらえた夜。同僚と徹底的に飲んでカラオケにいって大好きな曲を熱唱。こんな状態が「アンダー」な状態です。

「ヤレヤレ……」というときに、オーバーな状況を無理強いすることは、望ましい状態ではありません。やるときはやり、心と身体を休めるときは思い切りリラックスする。そうしたオンとオフ、オーバーとアンダーを上手に調節する力がエゴレジなのです。

エゴレジは、張りつめた緊張状態にある自分をリラックスさせ、自由にさせるスイッチとも言えます。もちろんその反対に、ダラ〜ッとしていて、伸びきったゴムみたいな自分を、しっかりとまじめに物事に取り組ませるのもエゴレジです。

エゴレジは、こうした「行ったり来たり」を繰り返し、上手にバランスを取りながらストレスに立ち向かい、また、対処し、精神的に安定した状態へと自分を導いていくというわけです。

したがって、エゴレジの高い人は、何かイヤなこと、メゲてしまいそうなことが起きたときでも、オーバーとアンダーのバランスを上手に取りながら、直面する課題をうまく解決し、元の平静な状態に、いち早く心を戻していくことができるのです。

つまり、エゴレジが高い人とは、オーバーな自分とアンダーな自分のバランスの取り方が上手な人であり、ストレスに立ち向かい、それを乗り越えるのが上手な人だと言えます。

3 「エゴレジリエンス」と「レジリエンス」とはどこが違うのか?

最近、「エゴ」のつかないレジリエンスという言葉もよく耳にします。レジリエンスに関する著書も出版されるようになってきています。では、エゴレジリエンスとレジリエンスは何が違うのでしょうか？　一見、エゴがつくかつかないかの違いであって同じものと考えられてしまいがちですが、実は、この2つには違いがあるのです。

◆エゴレジリエンスとは

まず、エゴレジリエンスの機能ですが、前述しましたように「日々の小さな出来事やストレスに対して柔軟に自我（エゴ）を調整し、その状況にうまく対処し適応できる能力」と、1950年代にエゴレジリエンスの提案者であるブロックは、定義しています。

仕事でミスをしてしまい落ち込んでしまったり、テストで自分の思うような成績を残せなかったり、人前で話すという場面で失敗してしまったり……、というような日々の毎日の生活で誰にでも起きるような事象から、立ち直っていく力がエゴレジです。

状況にうまく適応していくのに、その状況に真摯《しんし》に向き合い自分の欲求を抑えて頑張ろうとする自分（オーバー・コントロールの状態）と、肩の力を抜いて自己を解放している自分（アンダー・コントロールの状態）のバランスを上手にとる力がエゴレジです。

そしてこのエゴレジは、フロイトやレヴィンの理論に基づいて着想されています。

◆レジリエンスとは

それに対し、レジリエンスは、エゴレジより遅れて1980年代中頃より、リスク研究の中で活発に論議されるようになってきた比較的新しい概念です。レジリエンスの中心に据えられているのは、「逆境」と「環境への働きかけ」です。逆境とは、英語でadversityと言いますが、一生の間に体験するつらい経験、例えば震災や事故、重篤《じゅうとく》な病気、家族の死などのつらい体験を指しています。マステンとリードによれば、「リスクや逆境にもかかわらず社会的に適応すること」それがレジリエンスであると定義しています（2002）。このレジリエンス研究は、精神的疾患をもった親に育てられた子どもの精神疾患発症に関わるリスク研究から始まったとされており、考え方の根底にはリスク・逆境・環境（社会）への適応が据えられています。

例えばレジリエンス研究として有名なものに、エミー・ウェルナーがハワイのカウワイ島で行った「カウワイ・スタディ」があります。ハワイのカウワイ島で1955年に生まれた698人の子どもたちを40年間にわたって追跡調査をした貴重な研究です。その子どもたちの中には、未熟児で生まれた子ども、親が精神的な疾患を持っている子ども、虐待を受けて育った子どもといった、さまざまなリスク

「逆境」を乗り越え「環境」に適応する

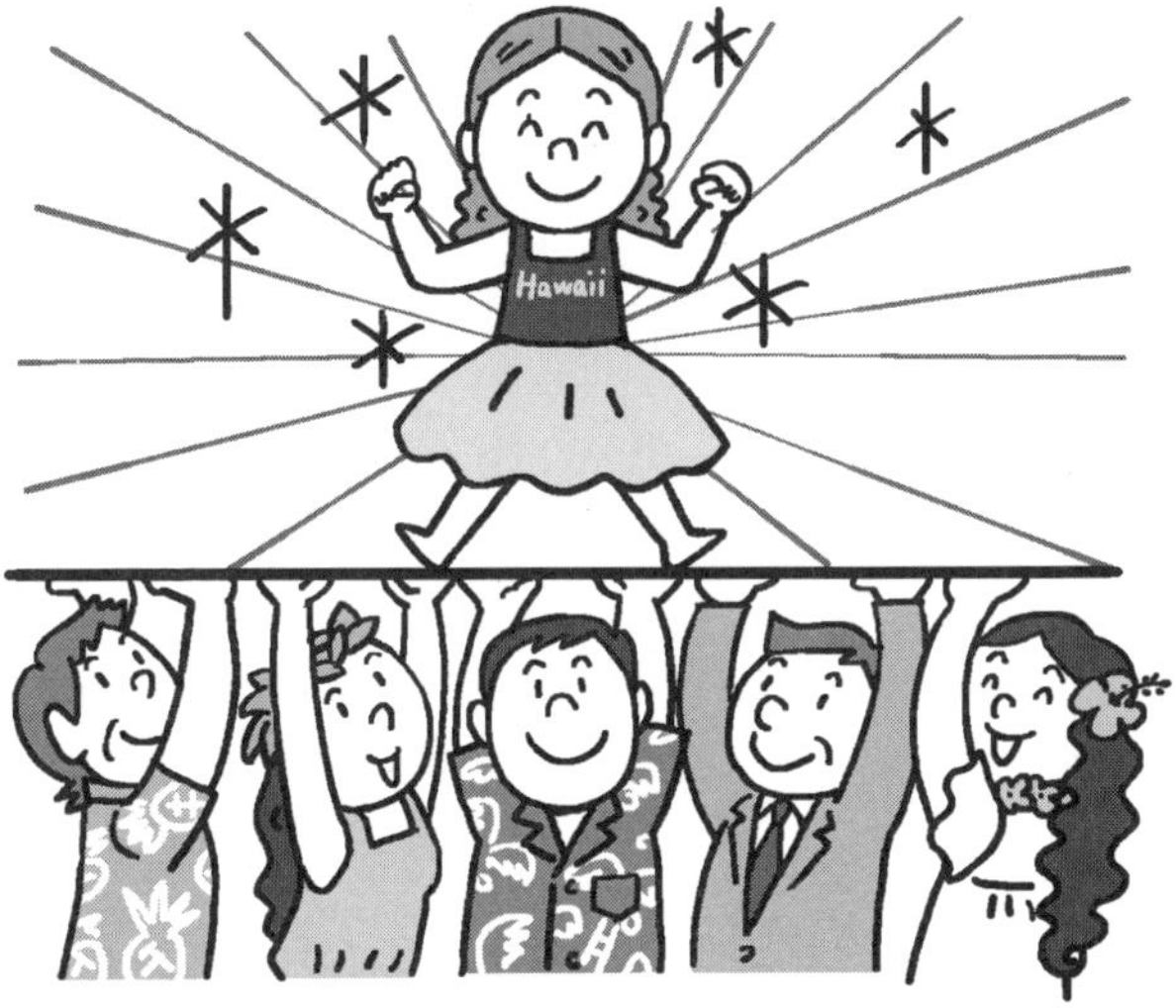

震災や事故など、辛い体験をのりこえ、社会に適応していく。

を持った子どもたちがいました。しかしこうしたリスクを持った子どもたちの3分の1が大人になって社会に適応し、精神的に安定した生活を送っており、親以外の人（祖父母・叔母・教師・ベビーシッターなど）との強い絆や教会やYMCAといった地域の支援を受けていたことを明らかにしています。つまり虐待のような辛い経験をした子どもであっても、周囲の環境に恵まれその環境をうまく活用できれば、正常な発達をとげていたというのです。レジリエンスで重要になるのが、自分の周りにある資源をどのように使い、自分がおかれている状況にいかに適応していくのかということになります。

すなわち、エゴレジは自分を調整して、元の状態に戻ろうとすることを主眼にしている考え方ですが、レジリエンスは環境へ適応していくためにどうすればよいかを重視している考え方です。そもそもアメリカでレジリエンスという概念が生まれたのは、多様な民族が集まったアメリカ合衆国で、新しい社会環境に適応して生きていくことが求められた歴史的背景が影響してきているのだと思います。

では、本書のテーマであるエゴレジを高めていくにはどうしたらよいのかについて、次章以降で考えていきたいと思います。

第3章

エゴレジをアップさせる14の方法

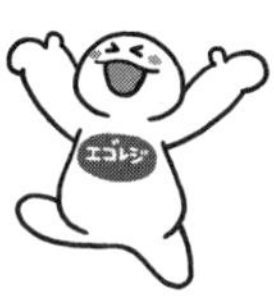

第1章と2章では、誰でも人はメゲることがあること、そしてそのメゲてしまう心のメカニズムを解説してきました。その中でメゲる自分から立ち直っていくにはエゴレジがとても有効であることを説明しました。では、具体的にどのようにすれば、エゴレジがついてくるのかについて本章では考えていきたいと思います。

落ち込みやストレス状況からの立ち直りに有効なエゴレジをつける最も確実な方法は、**「エゴレジチェック」**（38ページ）で示した14項目の得点を高くしていくことです。各項目についてじっくりと解説していきますので、一緒にエゴレジを高めていきましょう。

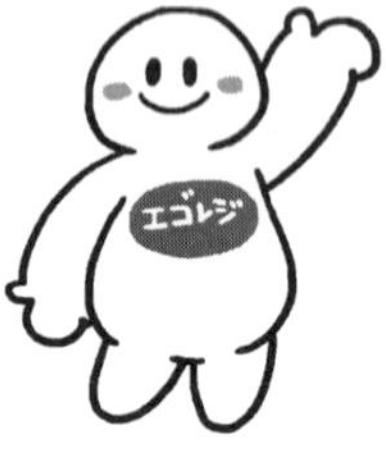

1

相手に対して思いやりの気持ちをもとう
――相手の気持ちも考えて

◆思いやりのある人になるために

あなたは自分のことを、思いやりのある人間だと思いますか？　言い換えれば、あなたは、周囲から「やさしい人だと思われている」と思いますか？　心理学では、「思いやりがある人」というのは、人の気持ちに思いをはせ、相手の気持ちを考えられる人ということになります。

普段、私たちは、相手がどのような気持ちでいるかを推し量《はか》って、言葉かけや働きかけをして生活しています。ところが、2～3歳くらいまでの子どもは、相手の気持ちを察することがまだ上手にできません。相手の気持ちを理解することができるようになるのは、4～5歳くらいからだと考えられています。つまり赤ちゃんの頃は、相手がどんな気持ちでいるのか、どんなことをしたらうれしいのか、どんなことが悲しいのかといったことを推察することができないというわけです。

心理学では、「思いやり」とか「人に対するやさしさ」を左右するのは、その人の「共感性」の高さと考えられています。つまり、人の喜びや悲しみ、また、苦しみを自分のことのように感じ、それを、相手にどのように伝え、表現するかということがポイントになります。

テレビ番組や映画でも、特に「ヒューマン・ドラマ」と呼ばれるようものを見ると、感動や勇気を与えられます。そうした純粋に心から涙を流すことは、人間にしかできない貴重な体験です。しかし、大人になると、感動して涙を流すことが少なくなることも事実です。

また、メールの文章でも、気持ちが伝わってくる言い方と、そうでない言い方があります。実にぶっきらぼうで事務的なメールの文言を見ると、「この人、怒ってるんだろうか?」「私に対して何か、イヤな感情を抱いているのだろうか?」と、勝手な心配をしてしまうことがよくあります。でも会って話すと、「なんだ、怒ってなかったのか」と安心し、「だったら、もっとやさしい言葉を使って返事をくれればいいのに」と、ちょっとムッとした気持ちになったりしますよね。

その点、絵文字は、感情を伝える記号として若者を中心に愛用されています。いい年をした大人がそうしたものを使うのも、なんだか違和感があるようにも思えますが、使えるものはなんでも使いこなしていくのがエゴレジをつけていくことにもなるのです。

◆ちょっとした「ひと手間」から

毎日の仕事の中で、仕事先に書類などを郵送することも多くあると思います。もし、相手が面識のある人ならば、「いつもお世話になっております。○○についての書類をお送りいたしますので、どうぞご確認ください。今後ともよろしくお願いいたします」といった簡単な一筆をつけて送るのと送らないのでは、相手が受ける印象は大きく異なるのではないでしょうか。また、お子さんの書類を学校へ提出するときにも、ただ封筒に入れるだけでなく、「いつも娘がお世話になっております。よろしくお願いいたします」と一筆添えたり、友人とのランチで小銭がなく立て替えてもらっていたお金を返すときには、現金をそのまま渡し

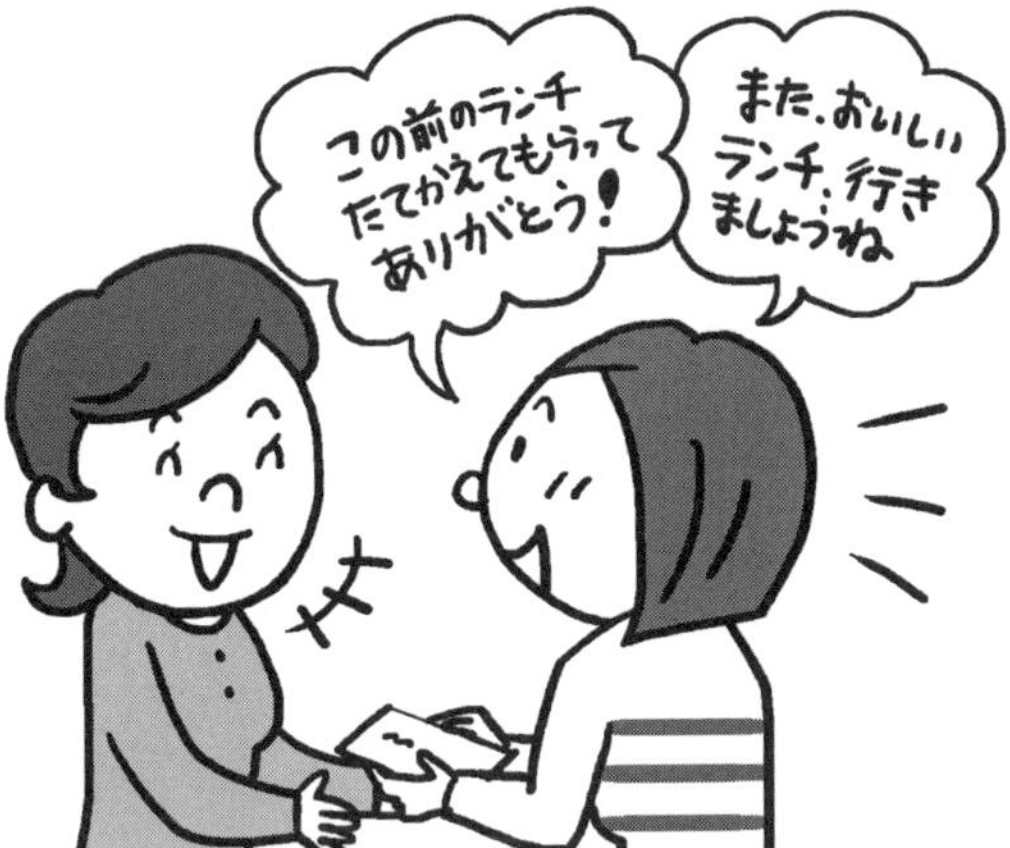
この前のランチ
たてかえてもらって
ありがとう！
また、おいしい
ランチ、行き
ましょうね

たり、封筒にただお金を入れたりせずに、「また、おいしいランチ、一緒に行きたいですね!」といったひと言（あるいは一筆）を添えるなど、ちょっとした「ひと手間」をかけてみませんか? 当たり前のことのように思っていたのですが、最近では、こうした「ちょっとした小さな心づかい」を教えてくれる人がいなくなってきたようです。

ゼミの学生から自宅に直接、レポートが送られてくることがあるのですが、中にはレポートだけがポンと入っていることが多く、なんだかがっかりすることが多くなりました。

自分が友人や家族、知人に対してやさしい気持ちで接していくと、相手にもその気持ちが伝わっていくものです。「この人は、相手への思いやりのある人なんだな……」ということが伝わり合うことが、人間関係を支える大きな柱となります。その柱が築かれることによって、自分が困ったとき、辛《つら》いときには、今度は周囲の人たちが支えて励ましてくれるようになるのだと思います。

損得勘定ではなく、相手を思う気持ちが、人と人とをつなぐ絆となり、自ずと自分を支えてくれる力になり、その結果、エゴレジも高まっていきます。

では、ここであなたの**「思いやり度」チェック**（次ページ）をして見ましょう。

「思いやり度」チェック

◉あなたに当てはまる項目に、「チェック」☑を入れてください。

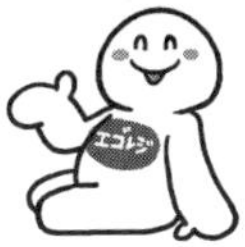

①最近、感動的なドラマや映画を見て涙を流した	☐
②もらい泣きをした	☐
③友達の話を聞きながら「大変だね」とか「そうなんだ……」という言葉かけをよくする	☐
④「大変ですね」という表現をよくする	☐
⑤よくメールで友達に「応援メッセージ」を送る	☐
⑥まめに友達に連絡をとる	☐
⑦メールをもらったら、すぐに必ず返事を出す	☐
⑧街で自転車が将棋倒しになっているのを見かければ、起こして直す	☐
⑨電車やバスでは、必要としている人に必ず席をゆずる	☐
⑩書類を送るときなど、一筆を必ず添える	☐
⑪よく「ありがとう」と言う	☐
⑫ボランティアをやったことがある／やっている	☐

◉いくつにチェック☑がつきましたか？

該当する項目の数が多ければ多いほど、あなたの「思いやり度」は高いと言えます。これらの項目は、私たちが日常生活で体験する事柄ばかりですから、チェックの入らなかった項目をできるだけ実践していくように心がければ、思いやる力は自ずとついてくるはずです。

2 きれいさっぱり忘れよう！
―クヨクヨしない自分になろう

◆暗い、暗いと嘆くより……

エゴレジのある人は、イヤなことやショックなことがあっても、早く立ち直ることができます。早く立ち直れるというのは、別の表現をすれば、「気持ちをうまく切り換えることができる」ということです。

仕事で大きな失敗をしてしまったら、寝るときもそのことが頭に浮かんできて、結局、眠れずにとうとう朝になっていた、なんて経験も仕事をしていたらあるのではないでしょうか。いつまでも尾を引き、頭から離れないで忘れたくても忘れられずに、イヤなことが浮かんできてしまうのです。

イヤなことがあっても寝つきがよく、一晩寝たらサッパリとした顔で何事もなかったかのように振る舞える人がいれば、うらやましいかぎりです。でもそうした人はいるにはいるのですが、やはり少数派。大半の人はやっぱりクヨクヨしてしまいます。

私は、「自分が疑問に思ったことを『心理学』という手法で知りたい」という思いから、大学院に進学しました。その後は大学で教鞭を執り、心理学の研究を生業《なりわい》とすることを希望したのですが、なかなか思うようにならないまま、子育てに悪戦苦闘する日々が長く続きました。同期の仲間たちは皆、それなりに就職していき、「なぜ、私には仕事がないの?」とクヨクヨ悩んでいました。「私には二人の子どもがいるから研究の時間がとれない。だから就職先が見つからないのだ」と子育てに責任転嫁していたことも、正直なところありました。

そんなとき、フランシスコ・ザビエルの言葉に出会いました。

「暗い、暗いと嘆くより、進んで明りをつけましょう」

この言葉を知ったとき、私はハッとしました。今の状況が辛い、悲しいと愚痴ばかり言うのではなく、光が差すようにするにはどうすればいいのかを考えるべきだったのか! と気づいたのです。

「暗くてイヤな場所だ、誰かなんとかしてほしい……」と、文句を言い続けていても、誰も明りをつ

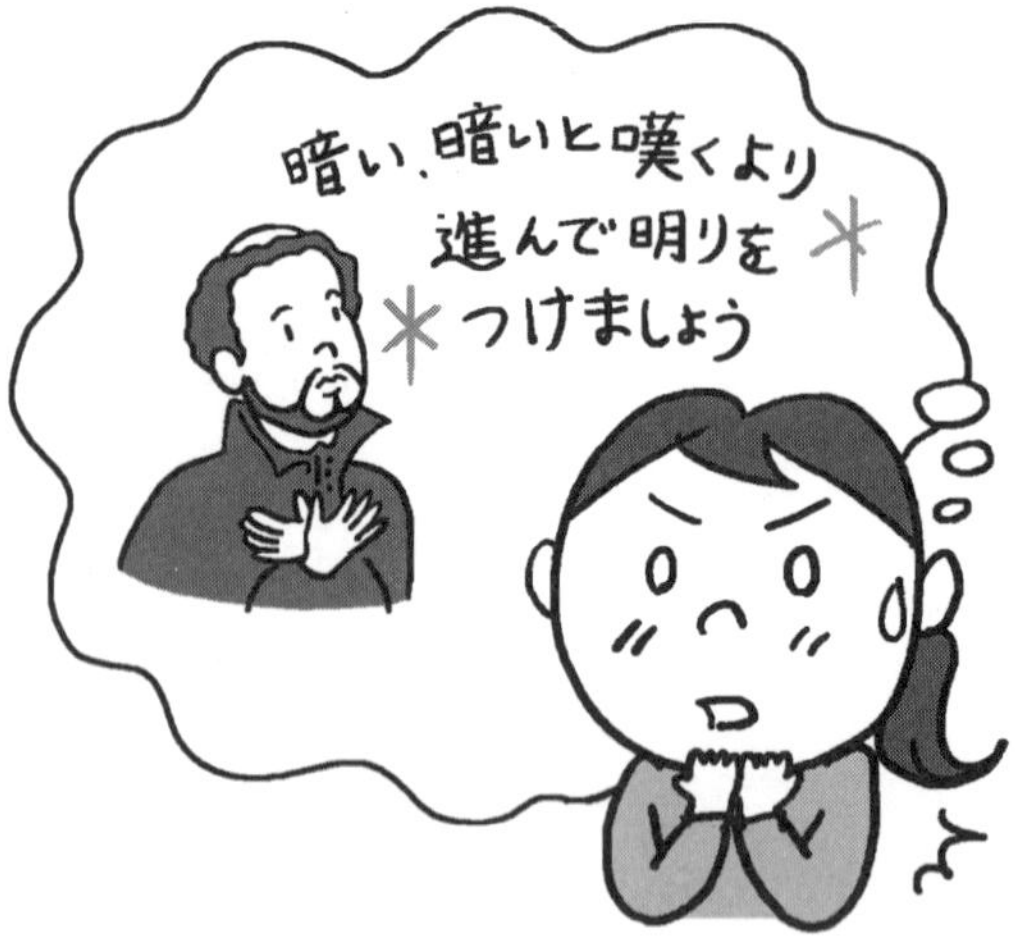

けてはくれないでしょう。だから、まず自分が明りをともせるようになればよいのだと思ったのです。それからの私は、この言葉に励まされ、子どもが寝ついてからのわずかな時間に、研究書や論文を一生懸命読んでまとめ、最終的には、心理学の博士号を取ることができました。

◆自分にあったストレス対処法を見つける

では、具体的にはどうすれば、気持ちの切り換えがうまくなるのでしょうか?

その一つは、自分のお気に入りのストレス対処法を見つけることです。

その方法は、人によってさまざまだと思います。それをうまく活用できる人は、気持ちの切り換えが上手であり、立ち直りも早くできるようになるはずです。

エゴレジの高い人は、ストレスの高い状況になったときにでも、その状況に応じたストレス発散法を、上手に実践することができる人です。私たちの身の回りにはたくさんのストレスがありますが、エゴレジの高い人は、ストレスの状況に合わせて、あなたの**「ストレス対処法」チェック**（次ページ）に挙げたような対処法をうまく選んで使いこなすことができるのです。

自分の得意な方法を知るためだけでなく、レパートリーを増やす意味で、別のストレス対処法にも取り組んでみてください。そうすれば、メゲない自分にまた一歩、近づくことができるはずです。

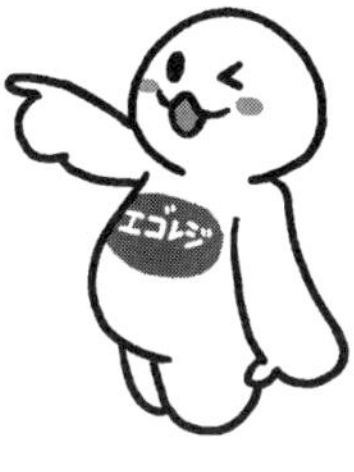

●違った角度から物事を見直す

①悪いことばかりではないと楽観的に考える □

②今後はよいこともあるだろうと考える □

③悪い面ばかりではなく、よい面も見つけてみる □

④相手の立場に立って物事をとらえてみる □

●思考の回避

①嫌なことを頭に浮かべないようにする □

②そのことをあまり考えないようにする □

③無理にでも忘れようとする □

④嫌なことがあった日は早寝をする □

●気晴らし

①ショッピングに出かける □

②友達とお酒を飲んだり、おいしいものを食べたりする □

③ちょっとした旅に出る □

④スポーツで身体を動かす □

※三次元コーピングスケール（TAC-24）神村（1995）を参考に作成

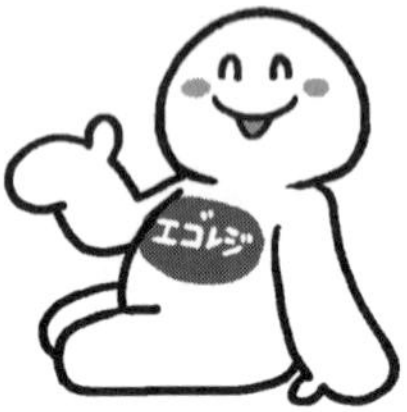

「ストレス対処法」チェック

◉あなたが普段、ストレスにどのように対処しているのかを、チェック☑してみましょう。チェックがより多くついたところが、あなたがよく取っているストレス対処法です。

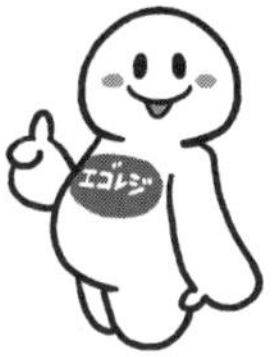

●情報収集をする

①すでに経験した人から話を聞いて参考にする	□
②専門家の書いている本を読む	□
③詳しい人から自分に必要な情報を収集する	□
④インターネットで検索して情報を集める	□

●次にやるべきことを考える

①原因を検討し、どのようにしていくべきかを考える	□
②どのような対策を取るか綿密に考える	□
③過ぎたことの反省を踏まえて、次にするべきことを考える	□
④スケジュールを立てて行動する	□

●誰かに話を聞いてもらう

①誰かに話を聞いてもらい、気を静めようとする	□
②誰かに話を聞いてもらって、冷静さを取り戻す	□
③誰かに愚痴を聞いてもらって、気持ちを晴らす	□
④友達にメールを出して自分の辛さを訴える	□

3

初めてのことでもまずは、やってみる

――慣れないことに尻ごみしていませんか

◆どんな携帯電話を使っていますか?

一人一台、携帯電話を持つ時代になりました。最初の頃は、皆が二つ折り携帯（ガラケー）でしたが、最近では、電話やメール機能に検索機能なども持った新しい携帯電話・スマートフォン（スマホ）の所有者数がガラケーを抜き、二つ折り携帯を持つ人は、なんとなく肩身が狭い想いをしているのかもしれません。スマートフォンに替えたくないという理由の一番目にあげられるのが、「メンドクサイ」だそうです。ようやくやり方を覚えたところなのに新しい機能がありすぎて使いこなせないから……という声をよく聞きます。もちろん、経済的にも月々の支払金額が上がってしまうので、今まで通りのガラケーでよいという人もいらっしゃると思います。

しかし、その月々の支払額の問題がなんとかなるのならば、私はいわゆるスマホに機種を替えて新しい機能を使いこなすことも今の時代、大切なのではないかと思っています。「やり方が複雑で覚えられないから……」「もう年だからできない」という思い込みが強いとエゴレジを高めることができません。まずは慣れないことでもやってみる、それがとても大切なことだと思います。

◆個性は生まれたときから

生まれたての赤ちゃんにも個性があります。病院の新生児室に並んで寝ている大勢の赤ちゃんをガラス越しに見ていると、静かに目を閉じてスヤスヤ寝ている子ども、激しく泣いている子ども、ただじっとしている子どもや手足をバタつかせている子どもと、個性がすでに表れて

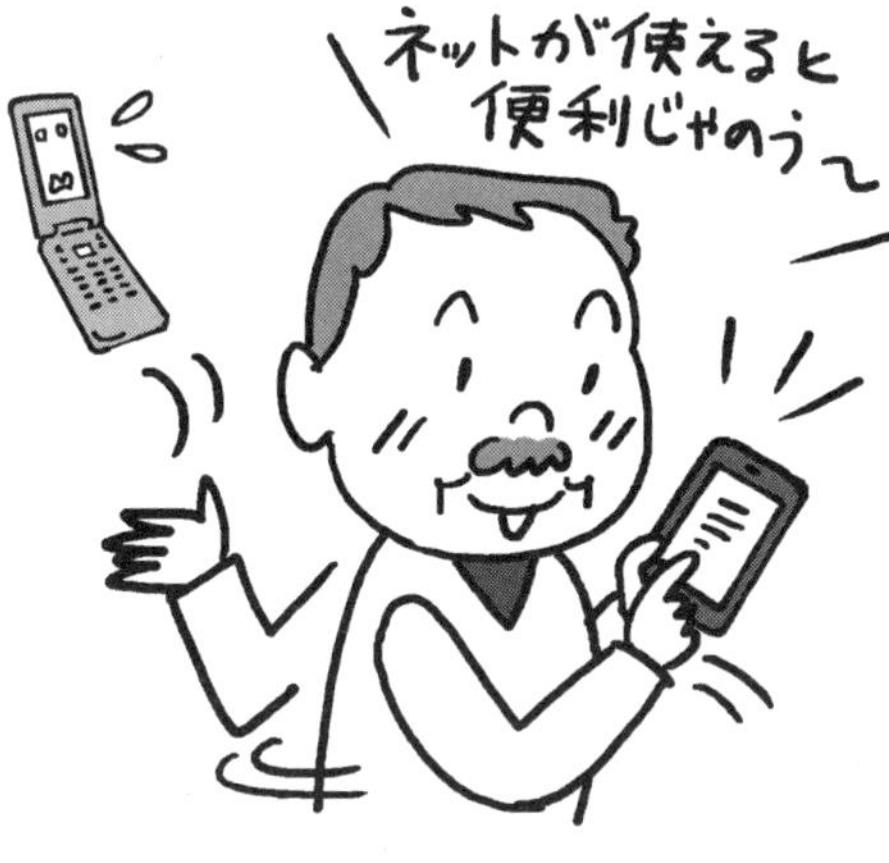

います。

離乳食が始まっても、せっかくの手づくりのおかずを、ウェ～ッと、いかにもおいしくなさそうな顔をして吐き出してしまう子どももいますし、口に入れられたものはなんでもパクパク食べてしまう子どももいます。人見知りが激しい子どももいれば、誰に対してでもニコニコと愛想を振りまく子どももいます。

アメリカの小児科の医師であるトーマスとチェスは、人間に生まれつき備わっている気質（個性）には、３つの種類があると言っています。

１つは「扱いやすい子」です。このタイプの子どもは反応が穏やかで、いつも機嫌がよく身体や心のリズムも安定しているので、初めての環境にもすぐに慣れます。親としても育てやすく、手のかからない子どもだと思う場合が多いようです。

２つ目は「気難しい子」です。やっと寝かしつけたのにすぐに目を覚ましてしまい、リズムも不規則で、ちょっとした新しい食べ物や環境への拒否反応が強く出てしまう子どもです。部屋の温度が高いと泣いて訴えますし、新しい環境への適応に時間がかかるタイプです。

そして３つ目が「出だしの遅い子」です。新しい環境の変化に順応はできるのですが、時間がかかります。反応は穏やかでリズムは安定しています。

いかがでしょうか？　あなたが幼かった頃、あるいは、あなたのお子さんは、３つのタイプのうち、どのタイプでしょうか？

◆楽しもうとする努力

赤ちゃんや子どもに見られる気質は、実は、大人になってからも、その人の個性として、さまざまな違いを見ることができます。例えば、大人でもすぐに新しい場面や人間関係に溶け込める人と、そうしたことが苦手な人がいます。

しかし、新しいことや初めてのことを避けてばかりでは、エゴレジをアップさせることはできません。多少苦手な状況に直面したとしても、「ヨシ、楽しんでやってみよう」と、今までとは違うアプローチを心がけてみてください。そして、それが習慣になるような、ほんの少しだけの努力を続けてみてください。

そうした「ちょっと慣れない状況」で、うまく自分をコントロールしていこうと心がけているとき、あなたの心の中ではエゴレジが、頑張って働いています。「オーバー」と「アンダー」を行ったり来たり、バランスを取ろうと、一生懸命に動いてくれています。

そうすると、どうでしょう。気が重かったことも、なんだか楽しくなってくるような気がしてきますし、今まであれこれ悩んでいたことも、「ま、いっか」と思えるようになってくるはずです。

エゴレジをアップさせて、新しいことや初めての場面にも上手に適応し、いろいろなことに楽しみながら取り組んでいきたいものです。

4 「感じのいい人」と言われる自分になろう!
——相手に好印象を与えるには?

◆印象は、初めが肝心

仕事をしていると多くの人に会って話をしなければいけない場面に遭遇します。でもあなたは初対面の人に会ったとき、自分に対して相手がどんな印象を抱いたか気になるほうですか? あまり気にならないほうでしょうか?

初対面の者同士が互いに抱く印象を、ファースト・インプレッションと言います。第一印象のことです。心理学では、こうした相手への印象が、どのように形づくられていくのかについて、さまざまな観点から研究が進められています。

アメリカの心理学者のアッシュは、同じ言葉であっても、示す順番によって、全体的な印象が違ってくることを明らかにしています。例えば、「知的な→勤勉な→衝動的な→批判力のある→強情な→嫉妬深い」の順番で言葉を示した場合、「この人物は多少欠点はあるものの、能力がある人物である」という評価がなされました。ところが順番を逆にして「嫉妬深い→強情な→批判力のある→……知的な」とすると、「能力はあるが欠点があるために、その能力が発揮できない人物」というように、印象まで

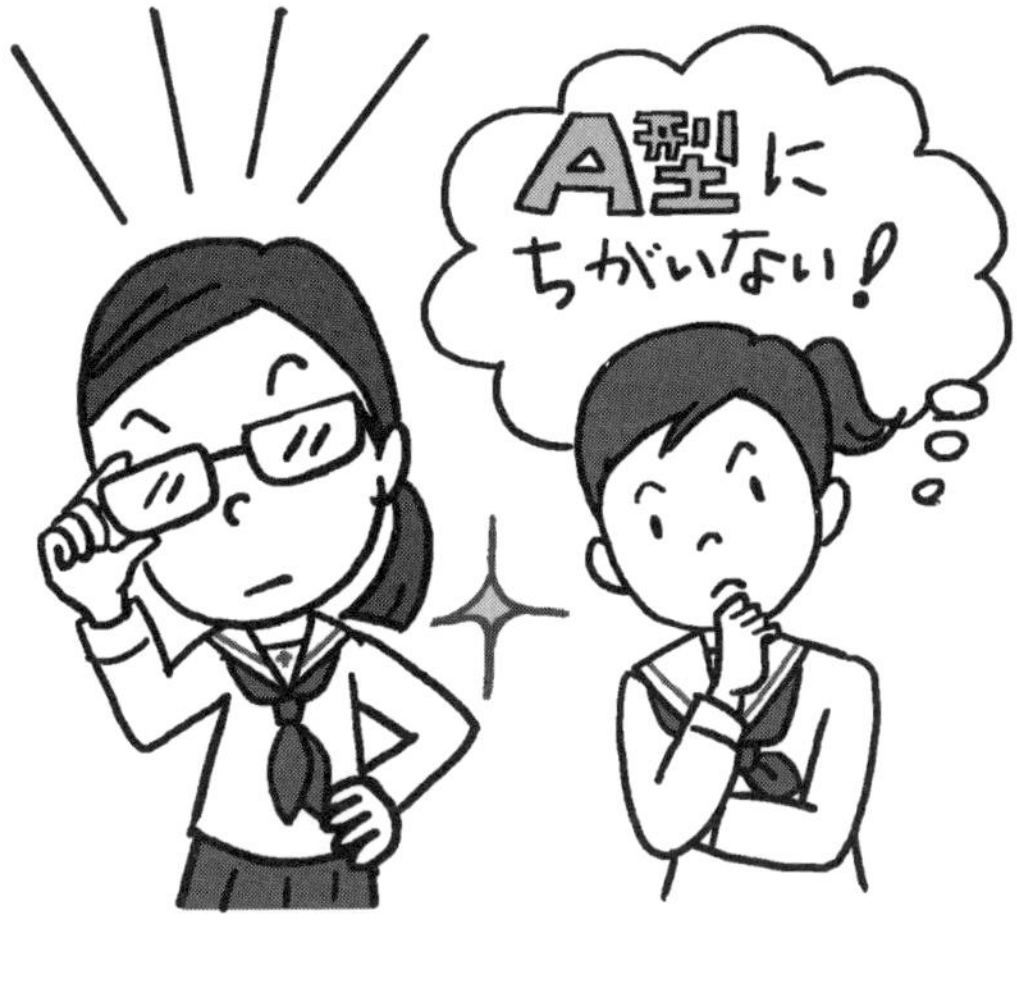

もがまるっきり逆に変わってしまったのです。

このように、人が抱く印象というのは、周りの状況によって大きく変化してしまうのです。特に、最初に抱いた印象が、その後に大きく影響を与えることが分かっています。ですから、最初にいかによい印象を相手に与えられるかが、とても大切になるわけです。

◆印象を左右するもの

人はどのように印象を抱くか——そのメカニズムについては、このほかにもさまざまな研究がなされています。例えば、超有名企業の役員、病院の先生や弁護士と聞くと、それだけで「へェ〜ッ」と、人格も何もかも優れた人であるかのように、無条件に信じてしまうことってありませんか?

こうした人間の心理を、光背(ハロー)効果と呼びます。ある特定の職業に就いている人だけが優れているなんてことは絶対にないのですが、職種や地位などが、場合によっては印象の形成に一役買っているというわけです。

また、ある集団全員に対して抱く印象を「ステレオタイプ」と言います。例えば、「イタリア人は陽気である」「日本人は勤勉である」というようなイメージです。ステレオタイプの中でも特に私たち日本人が大好きなのが、血液型です。

血液型による性格分類には、科学的な根拠はないようです。ですから、本当だとも言えないのですが、だからといって「まったくのウソ」というわけでもなさそうです。ある人を指して、「あの人はA型だから」とか、「O型のそういうところが困るんだよね」なんて会話は日常茶飯事でしょうし、相手の血液型を知って「やっぱり……」と納得している人も多くいるのではないでしょうか?

もちろん、多種多様な人間の性格を、たった4つのタイプに区別するなんてことは、とても無茶な話なのですが、いずれにせよ、他人を理解しようとするときには印象がものを言い、その印象は、環境や情報によって左右されてしまう場合があるということです。

では、あなたの**「血液型による性格分類」チェック**（次ページ）をしてみましょう。実際のあなたの血液型と合っていますでしょうか。

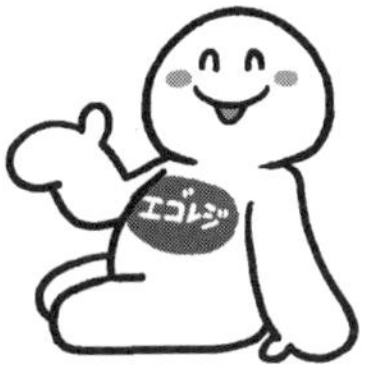

【AB型】

①理想を追求する □
②物欲、出世欲など世俗的な欲望が薄い □
③夢や希望をいつまでも追い続ける □
④クールで合理的 □
⑤私生活を大切にする □
⑥他人から干渉されるのが嫌い □
⑦趣味が広い □
⑧知識欲が旺盛 □
⑨発想がユニーク □
⑩恋愛面は比較的クール □

【O型】

①おおらか □
②小さいことにこだわらない □
③荒っぽい □
④世渡り上手 □
⑤ロマンチスト □
⑥野心家 □
⑦目的に向かって直進 □
⑧親分肌・姉御肌 □
⑨面倒見がよい □
⑩愛情深いが、独占欲も人一倍 □

◉いかがでしたか？　あなたの血液型のところに一番多くチェックがつきましたか？　つかない人のほうが多かったのではないでしょうか。私たちは各血液型の10項目の中で、ある一つの性格特性だけに注目して、性格を判断してしまう傾向があります。

「血液型による性格分類」チェック

◉次のそれぞれの特徴は、どのくらいあなたに当てはまっていますか？チェック☑をつけてみましょう。

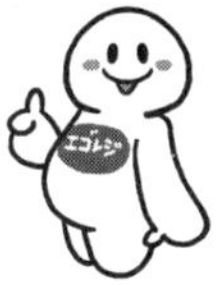

【A型】

①神経が細やかで、人の気持ちを敏感に感じ取る	□
②思いやりがある	□
③サービス精神旺盛	□
④自分を抑えがち	□
⑤何事にも慎重である	□
⑥ハメをはずさない優等生タイプ	□
⑦潔癖	□
⑧きれい好き	□
⑨持続性がある	□
⑩勤勉	□

【B型】

①マイペース	□
②自由奔放	□
③楽天的	□
④人なつこく、誰とでも仲良くなれる	□
⑤気取らない	□
⑥さみしがりや	□
⑦考えが柔軟	□
⑧遊び好き	□
⑨お祭り大好き人間	□
⑩恋多き人	□

◆感じがいい人とは、どんな人？

人に好印象を与えるには、第一印象が大切です。初対面であなたが口数少なく、ニコリともしなければ、「この人はなんて暗い人なんだろう」「イヤな感じ」と、ネガティブな印象を持たれてしまい、「もう関わるもんか」となって、交流はそこで途絶えてしまうでしょう。

反対に、笑顔がとてもよく言葉遣いが丁寧で、やさしい感じが伝わると、「この人、いい人そうだな」「また話したいな」となり、交流が深まっていくはずです。

では、相手に好印象を与えること、「感じがいい」と思われることとエゴレジとは、どのような関係があるのでしょうか？　いい印象を人に与えられるのは、その場に適した言葉かけなり働きかけなり、振る舞いができているからです。「場違いなこと」が少ないのです。そうした「場違いがないようにする心がけ」が、実はエゴレジです。エゴレジとは、臨機応変に、その場の状況に合わせる力のことでした。ですから、どんな状況でも「いい印象」を与えようとすることが、あなたの気遣いや心配りを生み、いつの間にかあなたは、「感じのいい人」になることができ、イヤなことや困ったことも減っていって、凹《へこ》んでしまうことやメゲてしまうことも少なくなるというわけなのです。

5 何でも進んで食べてみよう！
——食わず嫌いになっていませんか？

◆食わず嫌いの理由は？

「好きな食べ物は何ですか？」「嫌いな食べ物は何ですか？」と聞かれれば、誰でも答えることができるでしょう。さらに「それはどうして？」と聞かれても理由は言えるはずです。なぜなら「おいしい」「まずい」「口に合わない」といったことを、感覚として知っているからです。

では、「食わず嫌いのものがありますか？」と質問されればどうでしょう？　いくつかのものが挙げられるかもしれません。ではさらに「どうして？」と質問されれば、いかがですか？　「きっと○○にちがいない」とか「たぶん○○だから」といった、ほとんど思い込みに基づいた理由しか出てこないのではないでしょうか。そうした「思い込み」や「決めつけ」を、一度、取り払ってみませんか？　というのが、この項目の目指すところなのです。

「思い込み」や「決めつけ」は、心を固くしてしまいます。固くなった心はメゲやすく、柔軟性をなくしてしまった気持ちは、凹んでも元に戻りにくいものです。

嫌いなものを、いまさら無理に食べてくださいとは言いません。私にだって、苦手な食べ物はあります。そうではなく、もしこれまでに、決めつけや思いこみだけで「アウト」と思っているものがあれば、一度チャレンジしてみませんか？　それで「ウソ！　すごくおいしい」となるかもしれませんし、「ウワー、やっぱりダメだ！」となるかもしれません。結果はどちらでもいいのです。食べたことがないものを、そうして食べてみようとすることで、エゴレジが動き始めます。

実際、エゴレジの高い人には、例えば外国に行ったら、積極的にその国の食べ物や初めてのものを口にしてみたい

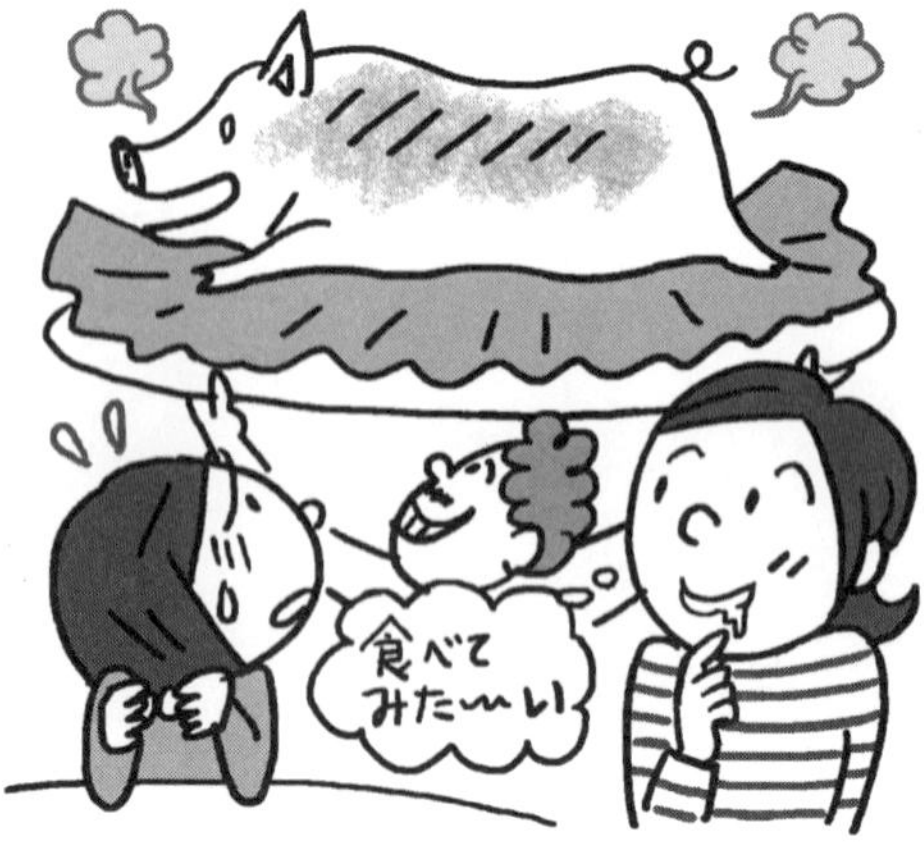

という好奇心旺盛な人が多いのです。

◆「絶対」をやめてみる

「辛いものは絶対に無理です」「しいたけの香りが苦手です。だから絶対に口にしたくありません」など、食べない理由はたくさんあります。気持ちは分かります。でも、そうした言葉の中でも、「絶対〇〇しない」「絶対〇〇ない」という強い言い方を使わないでみてください。エゴレジをアップさせようとするとき、「絶対〇〇ない」という強い否定の表現は禁句です。そう構えた瞬間、そこでエゴレジは活動をやめてしまいます。考えてみれば、私たちの嫌いなことってほとんど、過去にたまたま経験したイヤな記憶がしっかり頭にインプットされたものではないですか?

私の娘はミニトマトが苦手なのですが、トマトソースや煮込みのトマト料理などは食べられます。どうやら幼稚園時代のお弁当に入っていたミニトマトが温まってしまったため、彼女曰く「おっそろしくまずかった」ことがきっかけのようです。言うまでもなく、ミニトマト全部がまずいわけはなく、おいしいものだってたくさんあります。ですから、今度、娘にはとびきりおいしいミニトマトを勧めてみることにします。

みなさんも、食わず嫌いの食べ物だけでなく、子どもの頃に嫌いになったきり口にしていないものがあれば、それもぜひ試してみてください。そのおいしさに、きっとびっくりするはずです。

6 イキイキ輝こう
――なんだかつまらない、張り合いがないと思っていませんか？

◆あなたは今の生活に満足していますか？

あなたは毎日の生活の中で、「毎日がつまらないなあ、張り合いがないなあ」と思っていませんか？

まずは、あなたの今の**「生活満足度」**と**「やる気」チェック**（次ページ）をしてみましょう。当てはまる数字に○をつけて合計点を出してください。

◉さあ、あなたの「生活満足度チェック」と「やる気チェック」の合計点を出してみましょう。

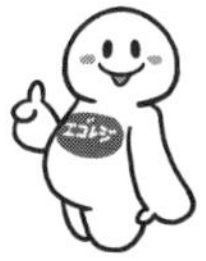

「生活満足度」チェック

	非常に満足している	かなり満足している	あまり満足していない	全く満足していない
①仕事（あるいは社会的な活動）	4	3	2	1
②趣味の活動	4	3	2	1
③余暇活動	4	3	2	1
④経済的状況	4	3	2	1
⑤健康状態	4	3	2	1
⑥現在の家族との関係	4	3	2	1
⑦友人とのつきあい	4	3	2	1

合計（　　　　）点

「やる気」チェック

	非常にそうである	かなりそうである	あまりそうでない	全くそうでない
①自分にしかできないということをやってみたい	4	3	2	1
②難しいことにチャレンジするのが好きだ	4	3	2	1
③新しいことを学ぶのが好きだ	4	3	2	1
④人から認められるような仕事をやってみたい	4	3	2	1
⑤競争相手に負けたら悔しい	4	3	2	1
⑥世に出て成功したいと思う	4	3	2	1
⑦いつも何か目標を持って生活している	4	3	2	1

合計（　　　　）点

あなたの現在の**「生活満足度」**について、チェックの合計点を出してください。
22点〜28点　**生活満足度高群**＝現在の生活に対して満足度が高い。
7点〜21点　**生活満足度低群**＝現在の生活に対して不満が強い。

同様に、あなたの現在の**「やる気」**についてもチェックの合計点を出してください。
22点〜28点　**やる気十分群**＝あなたのやる気は高い。
7点〜21点　**やる気低群**＝あなたのやる気は低い。

では、生活満足度チェックとやる気チェックの両方から、あなたのタイプを見ていきましょう。
生活満足度高群＆やる気十分群＝**人生はつらつ型**
生活満足度低群＆やる気十分群＝**フーフー型**
生活満足度低群＆やる気低群　＝**ヘトヘト型**
生活満足度高群＆やる気低群＝**ゆうゆうマイペース型**

次に、それぞれの型の特徴について見ていきましょう。

人生はつらつ型

全般的に満足度が高く、今の生活に「生きがい」を見いだしている人です。イヤだなぁ～というストレスも低いのではないでしょうか？　ストレスの処理が上手にできており、メンタルヘルスの状態がよい、悩みが少ない人と言えると思います。何事に対してもやる気十分、頑張り屋です。周りの人から見るとイキイキとしていて、元気のよい人だと思われることが多いはずです。

フーフー型

何事に対しても人には負けたくないと思って、一生懸命に努力している人です。しかし、やる気は十分あるのですが、生活の満足度は高くありません。今の自分の目標設定が高すぎるのかもしれません。

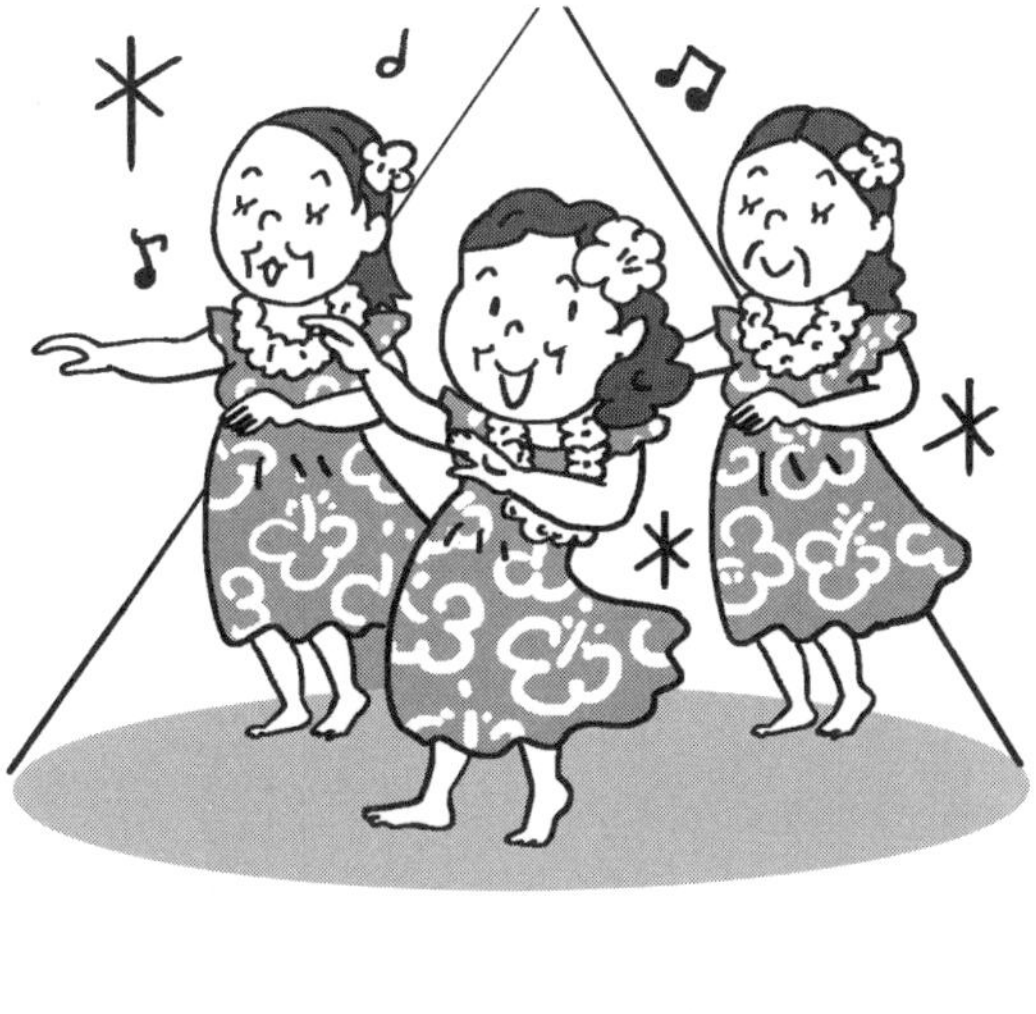

状態をよく見渡してみてください。小さな幸せはどんなところにもあるはずです。仕事や勉強、育児の手をちょっと休めて、リフレッシュしてください。

ヘトヘト型

ストレスが高く、やる気もない状態に陥っている人です。何をやっても楽しくない……だからやる気も起きないという悪循環に陥っているようです。ストレスをため込んでおり、精神的状態はあまりよいとは言えません。何か好きなことを一つ見つけて、まずは、それをやっていて「楽しいなぁ」という経験を増やしていってください。

ゆうゆうマイペース型

現在の生活に対してかなり満足度が高い人です。人を押しのけてまで自分が頑張るよりも現状に満足していると言えるでしょう。時には「生きがい」や「やりがい」といった生活のハリに欠ける場合もあります。しかし、悠々自適な生活をエンジョイしているとも言えましょう。自分のペースで生活をして趣味を楽しみ、嫌いなことはやらないことにしているので、ストレスはあまり高くありません。

◆「気」を整える

ところで、「元気」にも「病気」にも、「気」の字が入っています。あたり前のことなのですが、みなさんは気づいていましたか？

中国の考え方に「気」があります。「気」が充実するには、身体の調子がよくなければいけません。東洋医学の第一人者である根本幸夫氏によれば、東洋医学では身体を構成する要素として「気血水」を考えており、特に「気」はおへその少し下にあたる「臍下丹田《せいかたんでん》」を中心に身体の全体を巡っているとのことです。「気」は「臍下丹田」から上に登って頭のてっぺんを通って、背中を回り、また丹田に戻ってくる。その一周がスムーズで、「気」が整っていれば、精神的に安定し、元気であるというのが、東洋医学での考え方であるということです。

若い学生の中にも、身体の不調を訴える人は多く見られます。若いから健康である、元気であるという方程式は成立しないのです。

いずれにせよ、エゴレジの高い人は、ストレスマネジメントが上手にでき、東洋医学で言うところの「気」の循環作用も、うまくできている人だと言えるでしょう。

7 たまには違う道を通ってみよう
——視界が開けて違う自分を発見できる

◆まっすぐ派？　回り道派？

休日などに車で行楽地に出かけ、帰りに大渋滞に巻き込まれたとしましょう。運転している、していないにかかわらず、あなたならどうしますか？

カーナビに従い、「この道を行くべし」と表示されていれば、時間がいくらかかかっても、ジ〜ッと待つ人もいるでしょう。反対に、カーナビのガイドには見切りをつけ、地図に出ていない農道のような小道に入りこみ、突きあたっては後戻りし、また、別のルートを探してみるという人もいるでしょう。タイプは大きくこの2つに分かれるようです。

私はどちらかというと後者で、夫は前者です。夫はいつも、「焦っても仕方がないじゃないか。ノロノロでも動いているんだし、先を急ぐわけでもないんだから」と言います。私は、「こっちの道に行ってみよう。うまく抜けられるかもしれないから」といつも考えてしまいます。さて、みなさんはどちらのタイプでしょうか？

また、駅からの帰り道、あなたはいつも決まって同じ道を通りますか？　それとも、「今日はこっちから行ってみよう」と、その日の気分や天気によって行き方を変えてみるほうですか？

実は、エゴレジの高い人は、ともに後者のタイプの人が多いのです。つまり、困ったときや行き詰まったときには、すぐに何か別の方法を探していく。そして、それを試してみるということが、エゴレジのアップにつながっていくのです。

遠回りに思えるような方法、また、街の風景を楽しみながらのんびり歩くというような、まぁいわば目的のない行動……そうした「ムダ」と思えるよう

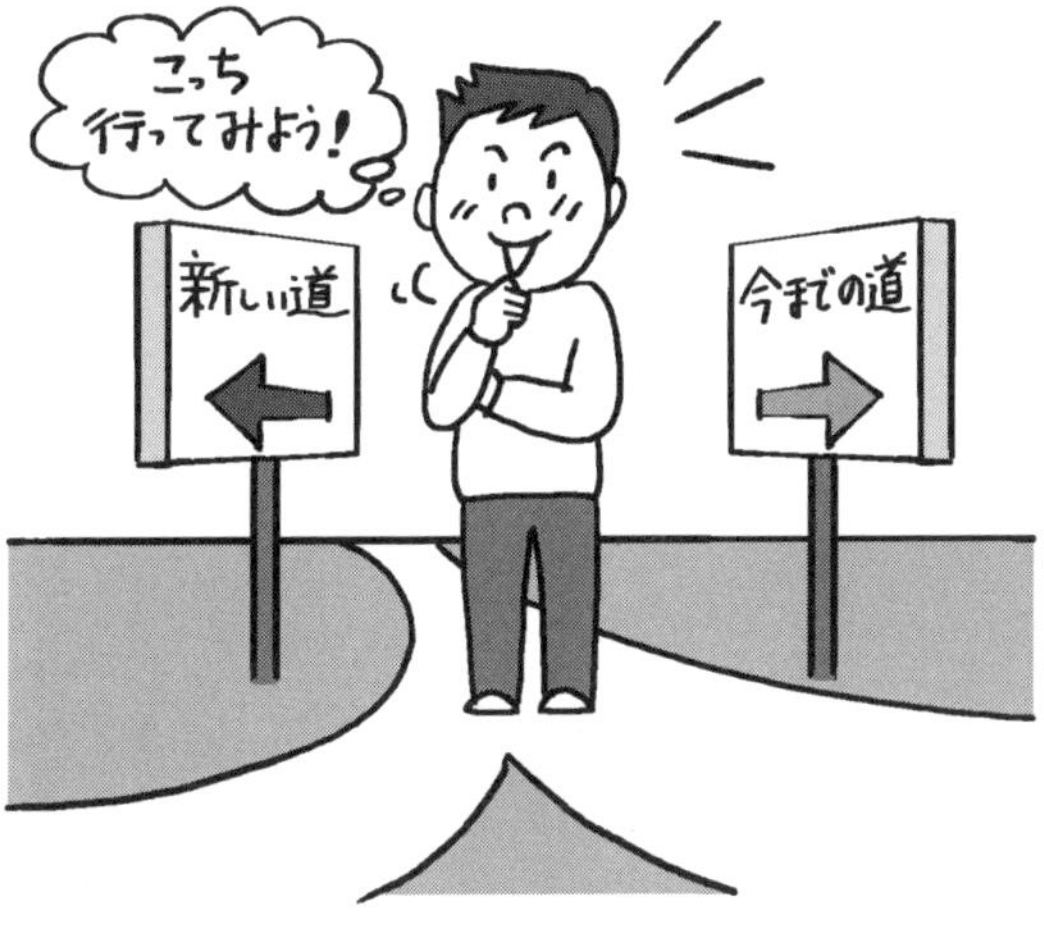

なことが、あなたは好きですか、嫌いですか? 「ただでさえムダが多いのだから、効率よくできることはそうしないと」と思いますか?

私は、ムダな時間や行動こそが、人生で大切なものだと思っています。効率ばかりを優先する生き方って、なんだか、ものすごくスピードの速い「動く歩道」に乗っかっているような気がして、私は落ち着きません。もちろん、効率を重視することを否定するつもりはないのですが……。

一見、ムダに思える時間、意味がないように思える行動、といったものを大切に思える気持ち、余裕のある心を持つことが、エゴレジのアップにつながり、凹みにくく、メゲにくい心をつくります。

◆偶然の幸運にめぐり合う力

セレンディピティー(serendipity)という言葉があります。これは、「思わぬ幸運にめぐり遭う能力」という意味です。イギリスの政治家・小説家であるウォルポールが1754年に考え出しました。

彼は子どものときに『セレンディップの三人の王子』(The Three Princes of Serendip)という童話を読んだそうです。三人の王子たちが旅の途中、いつも意外な出来事に遭遇するのですが、彼らの聡明さによって、もともと探していなかった別の新しい何かを発見していくというストーリーです。「セレンディップ」とは、現在のスリランカのことなのですが、そこからセレンディピティーという言葉が生まれたようです。

セレンディピティーはさらに、失敗しても、そこから何かを学び取ることができれば、ブレークスルー（突破）でき、必ず成功に結びつくという考え方でもあります。多くの科学的な大発見や革新的な技術の開発なども、セレンディピティーによってもたらされています。

例えば、ヴィルヘルム・レントゲンによるX線の発見（1895年）やピエール・キュリー、マリ・キュリー夫妻によるラジウムの発見（1898年）なども、フトしたきっかけが偉大な発見につながりました。

エゴレジの高い人は、まさにこのセレンディピティーを持ち合わせている人だと言えます。時間がかかったとしても新しい別の道を散策してみることによって、今までとは違った景色を見て、新しい発見やアイデアを得ることができる。そのアイディアが、悩んでいたことや行き詰まりを一気に打ち破るきっかけとなるかもしれません。

人生にはムダな時間、ムダな経験というものは、一つとしてありません。セレンディピティーを味方につけ、エゴレジをアップさせていきたいものです。

8

何に対しても好奇心を持とう
──億劫《おっくう》がらずにやってみる

◆誘われたら、とにかく出かけよう

「会社で同期の飲み会があるんだけど、参加しませんか？」「満開の桜の下でお花見をしませんか？」「○○の展覧会が開かれています。一緒に行きませんか？」「中学校の同窓会が開かれます。参加しませんか？」といったお誘いを受けることって、結構あるものです。そんなとき、あなたは時間もお金もないからと、あるいは、なんだか億劫だからと、断ることが多いですか？　それとも、率先してどこにでも出かけていくほうでしょうか？　エゴレジを鍛えるには、こうした誘いがあれば、積極的に外に出て行き、参加してみることをお勧めします。

「会社の人と話はしたくないなって思っていたけど、参加してみたら、みんな、自分と同じような悩

みを持っていて勇気づけられた」と思うこともあるでしょう。また、「印象派の名画なら見たいと思っていたけど、日本画は苦手……。でも、せっかくだし行ってみようかな？」と出かけてみたら、予想に反してその素晴らしさに感動してしまい、もっと知りたいと、関連する本を買い求めて帰るというような場合もあるわけです。そしていつの間にか、趣味は日本画の鑑賞というところにまでなってしまうかもしれません。

また、「何十年かぶりに中学時代の友人が集まる同窓会なんてどうしよう。着ていく服もないし、第一、老けたなって思われちゃうのもイヤだしなあ……」と躊躇《ちゅうちょ》してしまう気持ち、よく分かります。ですがそんなときにも、迷わず出席してみることです。みなが同じような気持ちを抱きながら出席してきているわけですから、ものの5分もすれば、昔の○○さんや○○くんに戻って、当

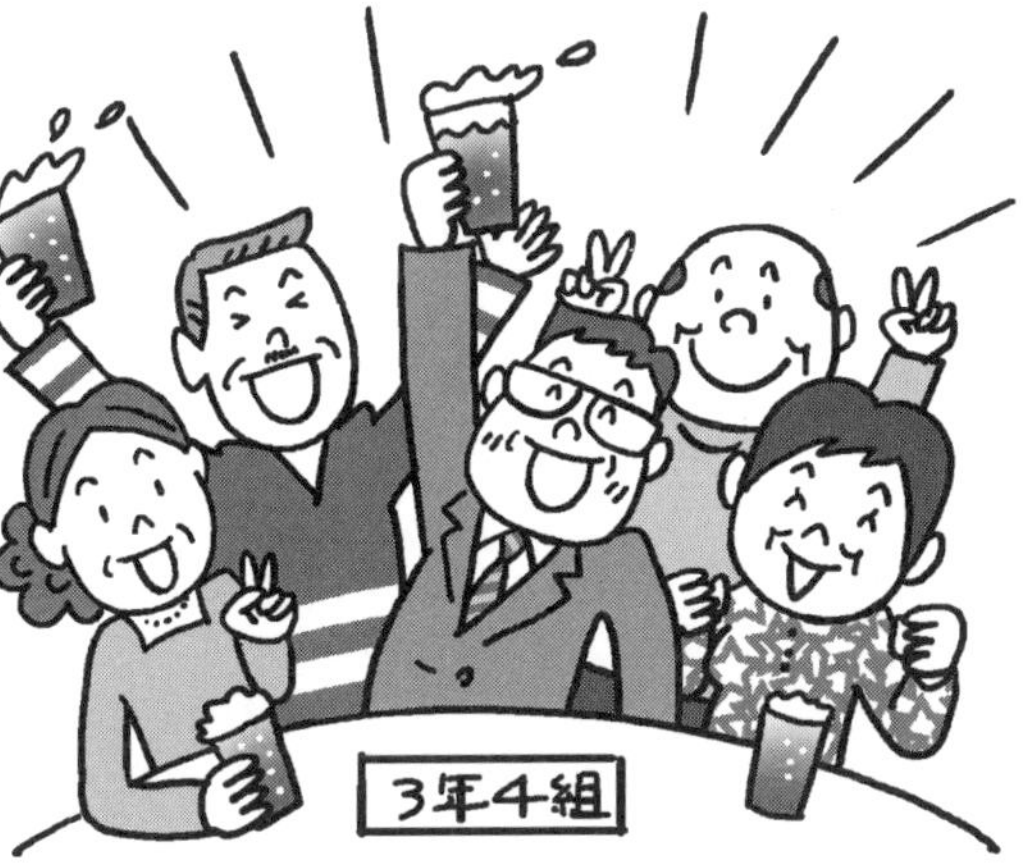

時の思い出話に花が咲くはずです。そして何より、そうした会話の中から、今の趣味や仕事の話になって、新しいつながりが生まれることだってあるわけです。

つまり、何にでも好奇心を持って出て行ってみること――多少分からないことであっても、まずはチャレンジしてみることが、エゴレジを働かせます。そしてそれを繰り返すことが、エゴレジを高めることにつながるのです。

◆何でも前向きに楽しんでみる

私の義理の母は80歳を越えているのですが、ともかく好奇心の旺盛な人です。仙台で一人暮らしをしていますが、**「好奇心度」チェック**（94ページ）項目で言えば、全てにチェックが入ってしまうようなタイプです。

毎日、新聞をくまなく読んでいますし、読めない漢字や分からない言葉などはすぐ辞書で調べたり、書き出して貼り付けたりしています。学生である孫が来ると、書き出して貼ってある「分からないリスト」を手に、さっそく質問攻めにします。

スポーツ観戦にも熱い人です。プロ野球では楽天イーグルスの大ファンで、テレビ観戦を欠かしません。一人暮らしですが、もちろん、毎日食事は三度しっかり作りますし、梅干しやらっきょうなどの保存食作りにも精を出しています。

新しい料理にチャレンジすることも忘れていません。先日も上京の折、一緒に夕飯の買い物のため魚屋さんに行って、たくさんのイワシを買いました。なんでも、テレビでやっていた「イワシつみれ汁」を作りたかったのだそうです。いつもは一人暮らしですから量が多くなって食べられないので、孫たちもいる大勢の食卓で、その新メニューを試してみたかったとのことです。

とにかく、義母は滅多なことで落ち込みません。クヨクヨすることもありません。大変なこと、ストレスの多い状況を、愚痴も言わず上手に乗り越えています。まさに、エゴレジがとても高い人なのです。義母のしなやかな生き方を見て、「私もこんな80歳になれたらいいなぁ～」といつも思っています。

いかがでしょう？　面倒だから、元気がないからと億劫がったり躊躇したりせずに、さまざまなことに好奇心を抱き、エゴレジのアップを心がけてみませんか？

では、あなたの**「好奇心度」チェック**（次ページ）をしてみましょう。

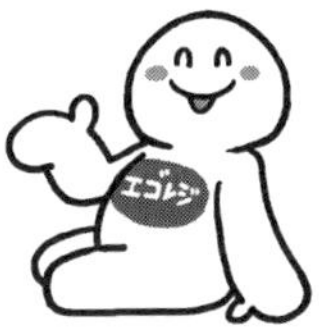

「好奇心度」チェック

◉あなたの「好奇心度」をチェックしてみましょう。チェック☑が7つ以上入ればあなたの好奇心は強いということになります。

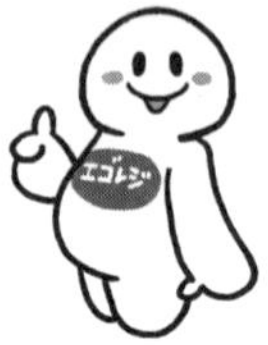

①新聞は毎日読む	□
②テレビのワイドショーの話題を常にチェックしている	□
③知らない漢字や言葉があったら辞書ですぐチェックする	□
④「おもしろいな～」と思うことがたくさんある	□
⑤携帯電話を使いこなしている	□
⑥スポーツ観戦に熱くなる	□
⑦「もう年だから」という言葉を使わない	□
⑧ファッションの新しい流行を常に取り入れている	□
⑨「今の若者は○○だからダメだ」といった批判をしない	□
⑩レストランに行ったとき、食べたことのない料理を試す	□

◉もしチェックが7つ以下でも大丈夫です。その項目を毎日の生活の中で実践してみることで好奇心は高められるはずです。

9

素敵な人たちとの出会いを大切にしよう！

——笑顔がよい人になろう

◆やっぱり目は口ほどにものを言う？

世間一般には、女性のほうが男性よりおしゃべりです。その最たるものが「女性の長電話」と言われてきました。しかし、最近はメールが発達してきたので、そうした長電話をする女性も少なくなってきたかもしれませんが……。

電話では、相手が一方的にペラペラと話し続けていると、「へェ～」「そうなんだ」といった相づちを入れているものの、その相づちも適当になってしまい、相手の話を聞こうとする意識が、少し遠のいてしまっていることがあります。

しかし、面と向かって話をしていれば、表情や目の動き、手の動かし方などによって、相手の気持ちを読み取ることができます。実は、私たちは、相手の気持ちを探るときに、言葉による情報よりも、外見や表情、態度やジェスチャーといった視覚情報で判断していることが多いのです。

アメリカの心理学者であるアルバート・メラビアンは、1970年代に「メラビアンの法則」を発表しています。それによると、相手に伝わる印象の大きさは、言語情報が7％、視覚情報が55％、聴覚情報が38％の割合だそうです。

言語情報とは「言葉で表現される話の内容」、視覚情報とは、「外見、表情、態度、ジェスチャー」、聴覚情報とは「声の質感、話すスピード、声の大きさ、口調」を指しています。さらに視覚情報には、ファッションや視線、清潔感なども重要な要素として含まれています。

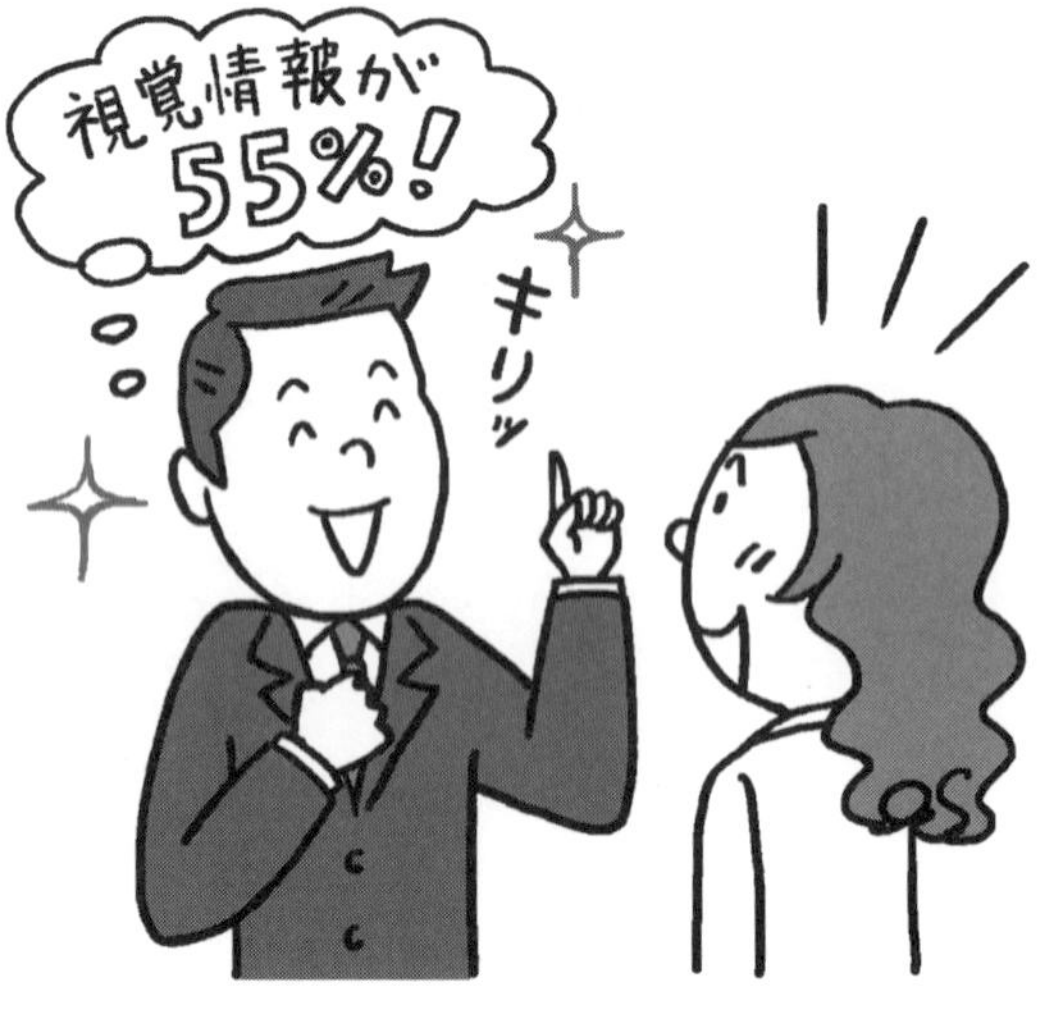

「人と話すのが苦手……」と思いこんでいる人は、この点をしっかりと覚えておくとよいかもしれません。なぜなら、人と会話しているときには、言語を使ったメッセージよりも、ファッションや髪型といった外見、声の大きさなどに、相手は注目しているからです。うまく話せないことは、それほど大きな問題ではないということです。それ以上に、相手の視覚や聴覚に訴える方法を身につけておけば、口べたという苦手を補ってあまりある効果が期待できるということなのです。

◆笑顔が素敵な自分になる

魅力的な人に出会うことが多いと、エゴレジがアップすると考えられます。なぜでしょうか？

エゴレジの高い人は、表情が豊かでファッションにも気を遣う人が多いのです。流行に敏感であるということは、感受性が高く情報収集の能力に優れているということですから、新しいものを積極的に自分に採り入れようとする意識が働いている場合が多いのです。

例えば、その年の流行カラーは「紫」であるという情報がマスコミなどから発信されると、その人は紫のスカーフとか紫のバッグなどに目が行き、買ってみようと思うわけです。すると友達からも、「素敵なスカーフね、オシャレ～！」などと言われ、会話が弾みます。そうした、外見からのコミュニケーションを、エゴレジのある人は得意としています。生まれつきの容姿や身体の特徴を変えることはできませんが、自分の特徴を生かしたファッションを採り入れて、美しくなろうとする努力をすることは、とても大切であると思います。

「もう年だから、こんな派手な色は似合わないわ」「今どきの若者は、あんなファッションをして恥ずかしく思わないのかしら」といったことを、エゴレジの高い人は決して考えないし、言いもしません。

逆に、「自分もこのファッションを採り入れてみよう」「ちょっと派手かしら？　でも、素敵な色だから、着てみよう！」と、積極的に流行のファッションを採り入れることを躊躇しないことが、エゴレジのアップにつながっていくことでしょう。

類は友を呼ぶ――凹みにくい、メゲにくい、しなやかな心持ちのあなたが人と接していくと、気づかないうちに、自分の周りにそうした同じ気持ちを持った人たちが、自然と寄ってくるのだと思います。

あなたの周りの「感じのよい人」を思い浮かべてみてください。まず思いつくのは「笑顔がよい人」のはずです。笑顔は非言語コミュニケーションの要素の中でも、とても大切なものです。いつも心からの笑顔を絶やさない自分になれたらいいですね。

10 硬い頭を柔らかくする

――ともかくいろいろなアイディアを思いつくだけ出す

◆ヤワラカアタマのすすめ

「今日は休日。天気もいいし、ヨーシ！　どこかに出かけよう！」というとき、とっさに行き先をいくつも思いついて、自分から提案するほうでしょうか？　それとも相手が出した候補に従って、あまり自分の考えは思いつかないほうでしょうか？　あるいは、どの映画を見ようかと決めたり、レストランを決めたりするときも、相手に頼んでおけば安心とばかりに、他人の決定にお任せしているほうでしょうか。

仕事においても、ただ、人から言われたやり方をまじめにこなすのではなく、自分なりに効率をアップさせた新しいやり方を提案できる人は、「さすが」と一目置かれる人になります。機械的で単調な仕事や事務的な仕事でも、それをいかに効率よく楽しくやるかというアイデアを出せる人はエゴレジの高い人だと言えます。なぜなら、物事に柔軟に対応できる人だからです。

「かた〜い頭を柔らかくする」というキーワードが書かれた広告を見たことがあります。一つの決まった考え方ではなく、別のやり方もある。こうしたらもっと楽に目的を達成できるといったアイデアが浮かぶ人は、やはり独創性が高く、頭の柔軟性が高い人だと思います。

◆頭の柔軟性を鍛える

では、頭の柔軟性を鍛えるには、どうすればよいのでしょうか？　その方法の一つに「しなやかな思考ワーク」という方法を、行宗蒼一が提案しています。**「頭の柔軟性をトレーニングする」ワークシート**（次ページ）、その次の**「ひらめき」ワークシート**に挑戦して見ましょう。

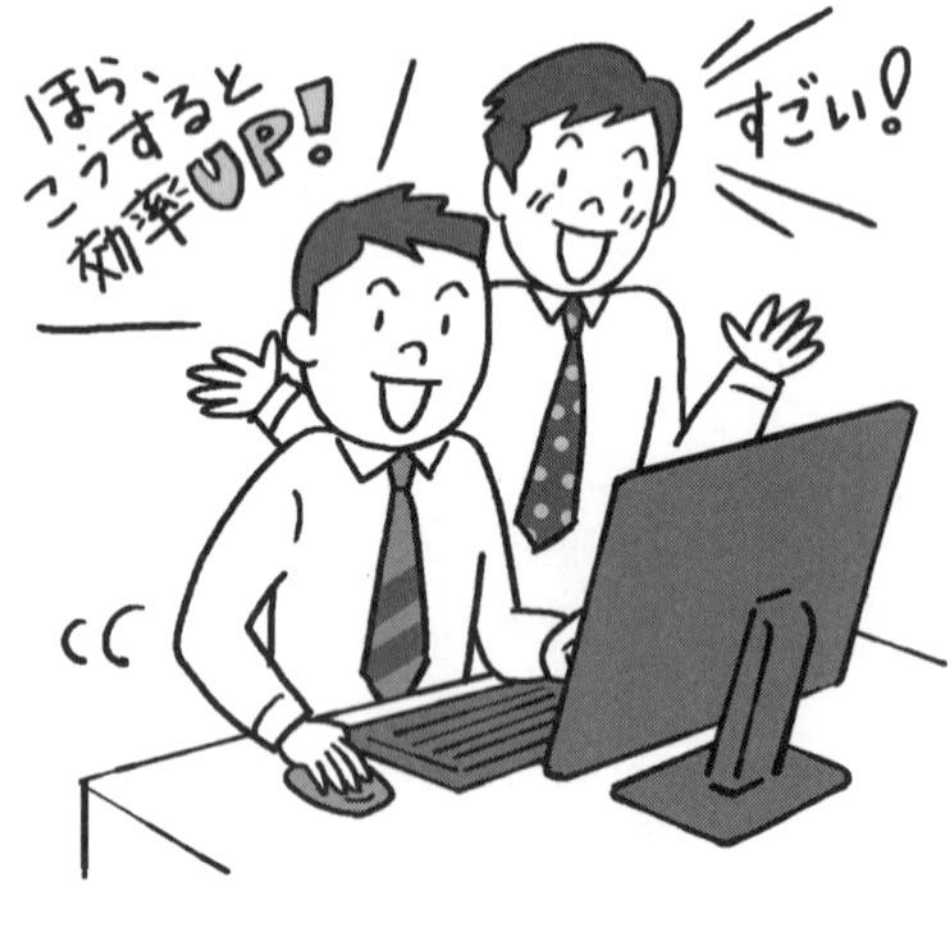

「頭の柔軟性をトレーニングする」ワークシート

◉これは何だ？　円にナナメの1本の線が入ったこの形、あなたには一体、何に見えますか？　またはどんなものを連想できますか？　5分間でできる限りたくさんの連想ができた人ほど、頭が柔らかいと言えます。

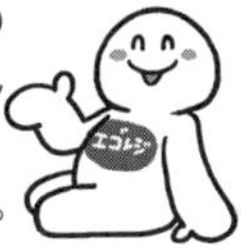

これは何だ？

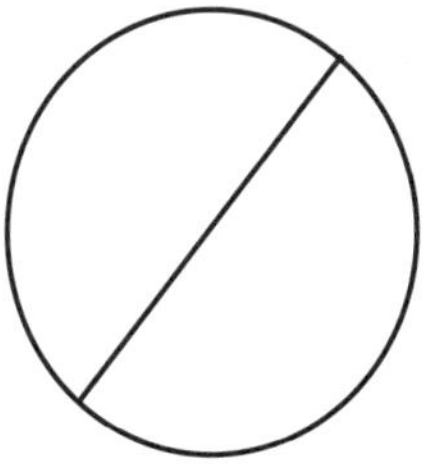

5分間で20個以上書き出してみよう！

『超常識発想法』行宗蒼一（かんき出版）より

①	⑪
②	⑫
③	⑬
④	⑭
⑤	⑮
⑥	⑯
⑦	⑰
⑧	⑱
⑨	⑲
⑩	⑳

「ひらめき」ワークシート

【テーマ】まだ市販されていない便利な旅行用かばんを考える！

◉石けんの8つの性格を周りに書き出し、旅行用かばんと結びつけ、新しい便利なかばんを考えてみよう！

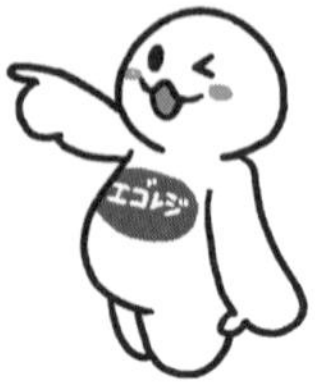

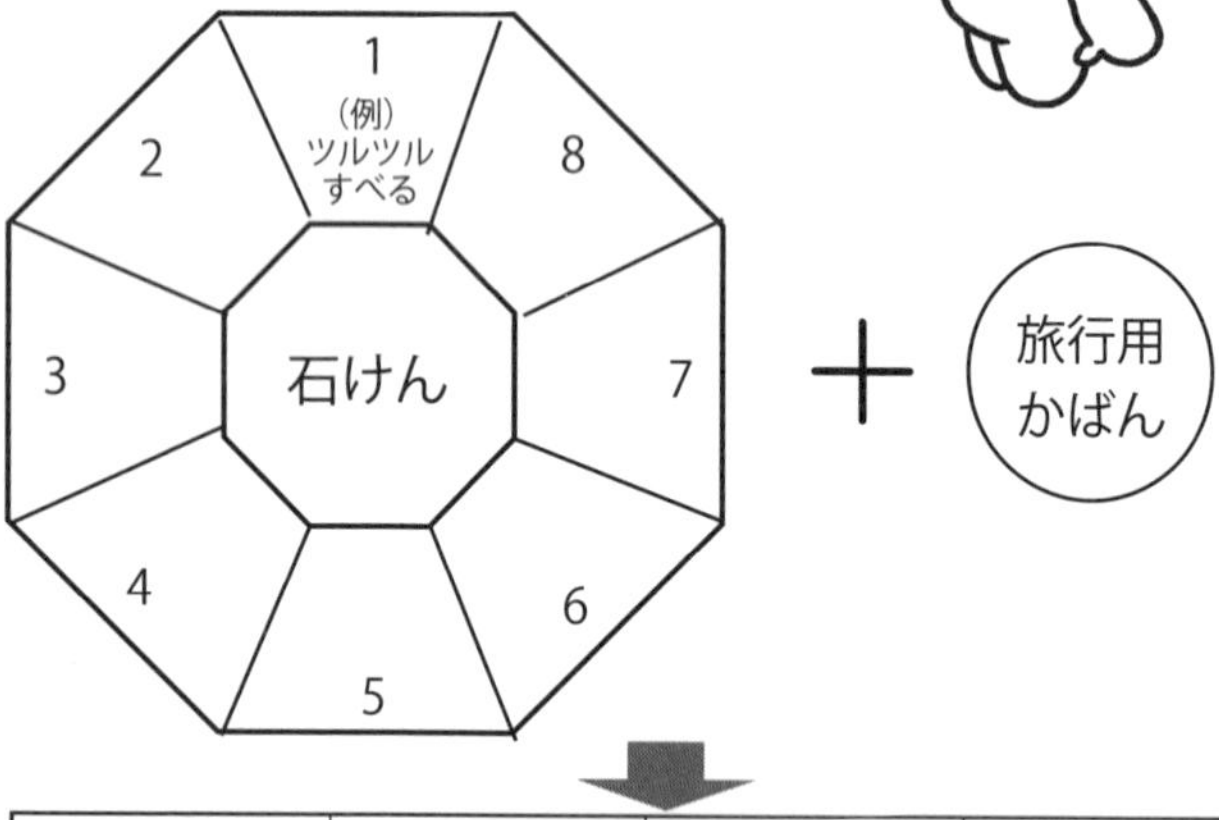

1　（例） ツルツルとすべらせることができる素材を底に貼り付けたかばん	2	3	4
5	6	7	8

『超常識発想法』行宗蒼一（かんき出版）より

11

「もう年だから……」と言わない！
――いつでも新しいことにチャレンジしよう

◆何歳になっても、好きなものに興味を持って

「もう歳だからなぁ……」とか「やっぱり無理」という言葉を口にしてしまう人をよく見かけます。たしかに私も、時にはそうした弱気な言葉を言ってしまうこともあるのですが、そうした発言を聞いたり、自分が口にしてしまったりすると、「あぁ、ダメ、ダメ。もう年だから……と言うのはやめよう」と自分に言い聞かせています。

心理学では、高齢者の「幸福感」を調べた研究があるのですが、それによると、「もう年だから……」「新しいことをする気にはなれない」という人は、「幸福感」や「イキイキ度」が低いことが分かっています。

何歳になっても、好きなものに興味を持って、それを追求しようと思う気持ち、新しいことにチャ

レンジしようとする心が、私たちをより高め、元気にさせてくれる原動力になっているのです。

◆感動して脳を刺激する

年齢を重ねても若くいられる——その秘訣について、脳科学者の茂木健一郎氏が著書『感動する脳』（PHP文庫）の中で、「人間の脳を活性化させ続けるには、感動する体験をし続けることである」と説明しています。

現代は、ゲームやインターネットなどによって、幼い頃からバーチャルの世界で多くの経験ができます。ユネスコ世界遺産に登録されているところだって、パソコンで検索すれば、その見どころや景観も全て、バーチャルに体験することができるような時代になりました。

しかし、実際に見るのとパソコンの世界で見るのとでは、大違いです。実際に本物を見て得られる感動は、筆舌に尽くしがたいもの。茂木氏はそうした、本物を見たときの感動、そして、自分が五感を働かせて感動する体験が、脳を活性化させ、老化を防ぐと述べています。

このことからも、何歳になっても好奇心を持って新しいことを始め、挑戦してみる勇気と希望、それが、エゴレジを高めるためには大切だということがお分かりいただけると思います。

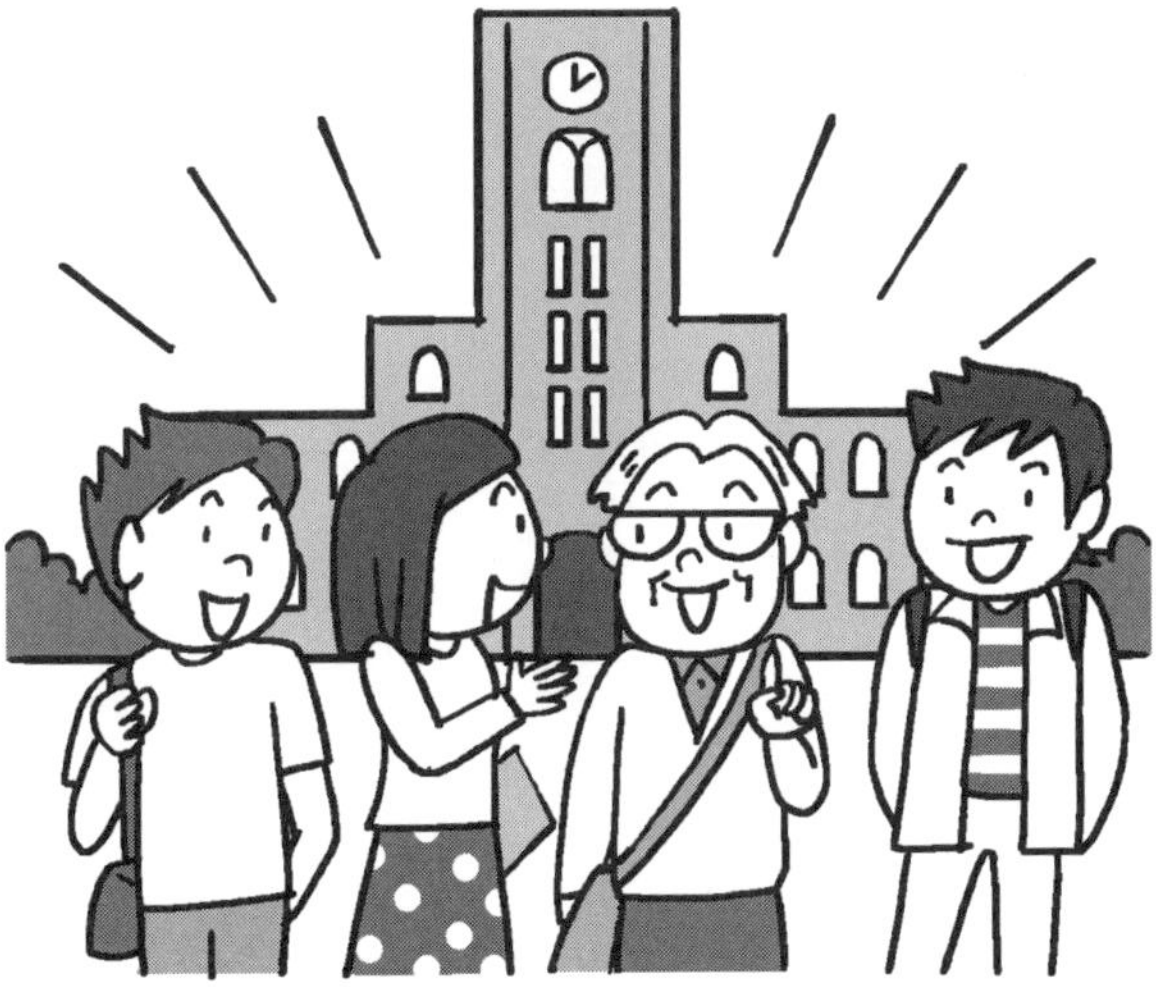

私の大学院ゼミでは、いろいろな年齢の方が入学され、学んでいらっしゃいます。その一人の初老の紳士は、定年後、「ようやく自分のやりたいことができるようになった」と、大学院に入学されてきた方でした。そして、若い学生たちに交じって、それは楽しそうに、充実した2年間を送り、立派な修士論文を書いて卒業されました。私と並べば、どちらが先生か分からない……という声もありましたが、自分のやりたいことを始めるには何歳であっても遅すぎることはないということを、私にも、そして若い学生たちにも、身をもって教えてくださった、素晴らしい人生の先輩だと思っています。

「もう年だから無理だ」「やめよう」と思うのではなく、常に新しいことを始めようとする思いがエゴレジを高め、脳を活性化してくれます。

人生、自分の好きなものを探し、チャレンジする生き方って、とても素敵だと思いませんか?

12 毎日「○○が面白かった」と言える自分になる

――面白エピソードを探そう

◆毎日は、苦しいことの方が多い

「あなたの毎日の生活は、楽しいですか?」と聞かれたら「もちろん! とても楽しいです」とおっしゃる方もいらっしゃると思います。ですが「エーッ! どうなんだろう?」と、答えに窮してしまう方のほうが多いのではないでしょうか。即座に「イエス」と答えられた人は、かなりラッキーな人だと思います。ほとんどの人は、日常生活や仕事にアルバイト、パートで、やりたくもないことをやらざるを得なかったり、下げたくもない頭を下げたりして暮らしていると思います。

本書を読んでくださっているみなさんは、子育て中という方も多いと思います。日々、子どもの世話に明け暮れてはいるものの、子育てでは「目に見える成果」が分かりにくいし、なんとなくむなしさを感じてしまう……。また、ママ友との関係でも、結構、気を使うことが多くて、イライラした生活を送っているという方も、多いのではないでしょうか? 子育てにはストレスがつきもの。毎日、本当に疲れてしまいます。

毎日の生活では、まじめに過ごしていても、楽しいことよりも苦しいこと、イヤなことのほうが多いものです。家族で話すことと言えば、「今日は宿題はどうしたの?」「この前のテストは何点だったの?」「お父さん、ローンの返済はどうしますか?」といった、とても現実的で、ちっとも楽しくない、どちらかと言えば暗い話題が多いのではないでしょうか?

◆毎日を楽しもう

そこで提案があります。今日あった面白い体験、こんな変わった人を見たとか、こんないいことがあった、こんなことで褒められたといった、小さなハッピー体験や面白エピソードを、家族みんなで、一人一つずつ話してみる時間をつくってみましょう。

「ねぇ、今日は何か面白いことあった?」と、あなたが家族に聞くと、たいがいは「別に……」としか反応を示さないものです。そうなると、心の中で、「何よ、人がせっかく聞いているのに」「なんだ、面白みのない人だな」と思ってしまいます。

でも、そこは、まぁ、許してあげませんか？ あなたに対して愛想がないのは、相手の心が疲れきっているせいなのかもしれないからです。決して、「何もなかったわけ？ つまらない人ね！」なんて言わないであげてください。

さて、あなた自身の「面白エピソード」は、どんなものでしょうか？私の周りの数人に聞いてみたところ、次のようなものを教えてくれました。

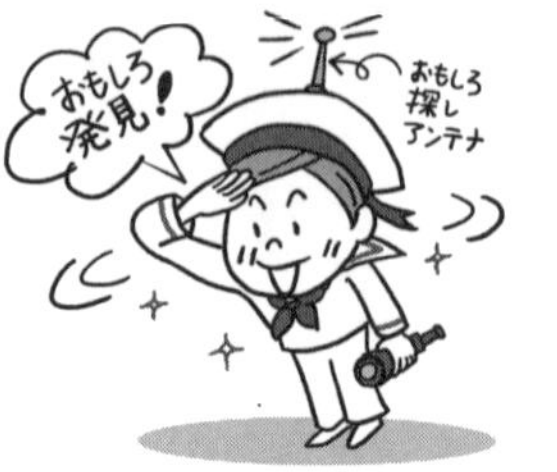

①20歳の娘と京都旅行に行ったとき

「明日はトリマル線に乗って、○○寺を見に行くんだよね……」「トリマル？」「これ。ホラ、トリマル線」。正解は烏《からす》丸《ま》線のことでした。涙が出るほど笑えました。なるほど「鳥」と「烏」を読み違えたわけですね。

②お隣の家族に会ったとき

「いいお天気ですね。どちらかにお出かけですか？」

「ハイ、『ひおしがり』に……」

「アレレ?……、潮干狩《しおひが》りにお出かけなんですよね」

③朝、部屋の電気もつけずに着替えをして、外出したら…

右には黒の靴下、左には紺色の靴下を履いていたんです。外に出て初めて気づいたんですが、家に帰って履き替える時間もなかったので、そのまま電車に乗ることに。普段は靴下のことなんてまったく気にしないのに、ともかくその微妙な色の違いを気づかれないように、モジモジ、モジモジ、かなり苦労しました。

毎日の生活の中で、面白エピソードを見つけたり話したりすることを習慣づけるうちに、常に面白エピソードを探そうとする意識が活性化されるようになるわけです。いわば「面白探しアンテナ」を立てることによって、ものを見る視点や考え方、感じ方の角度が変わり始めます。そうした「面白発見生活」を続けていくうちに、エゴレジがアップしてきます。

エゴレジの一つの要素に、「ポジティブな見方ができること」というものがあります。暗い面、イヤな面ばかりに注目していると、ネガティブ思考が当たり前になってしまいます。ある一つの事実でも、それをネガティブに見るか、ポジティブに見るかで、人生は大きく違ってくるように思います。

では、さっそく今日から、面白発見生活を始めてみましょう。最初は面白くなくてもいいですし、ひとまず「気になったエピソード」からでもOKです。そして、たくさん面白発見ができるようになれば、いつの間にかエゴレジもついてくるはずです。

13 「たくましい」自分になる
――今の幸せを感じよう

◆なんくるないさ～

沖縄では、イヤなこと、大変なことがあっても、「なんくるないさ」と言って、友達や家族を励ますのだそうです。「大丈夫」「気にしないでいいよ」といったニュアンスを伝える、いい言葉です。台風などの自然災害に数多く見舞われることの多い沖縄の人々が、「なんとかなるさ」と自分や相手を励まし続けてきた、そんな歴史や精神性を表している言葉でもあるような気がします。

人は、何かメゲることがあると、それが原因で気落ちして、クヨクヨと悩む習性があります。クヨク

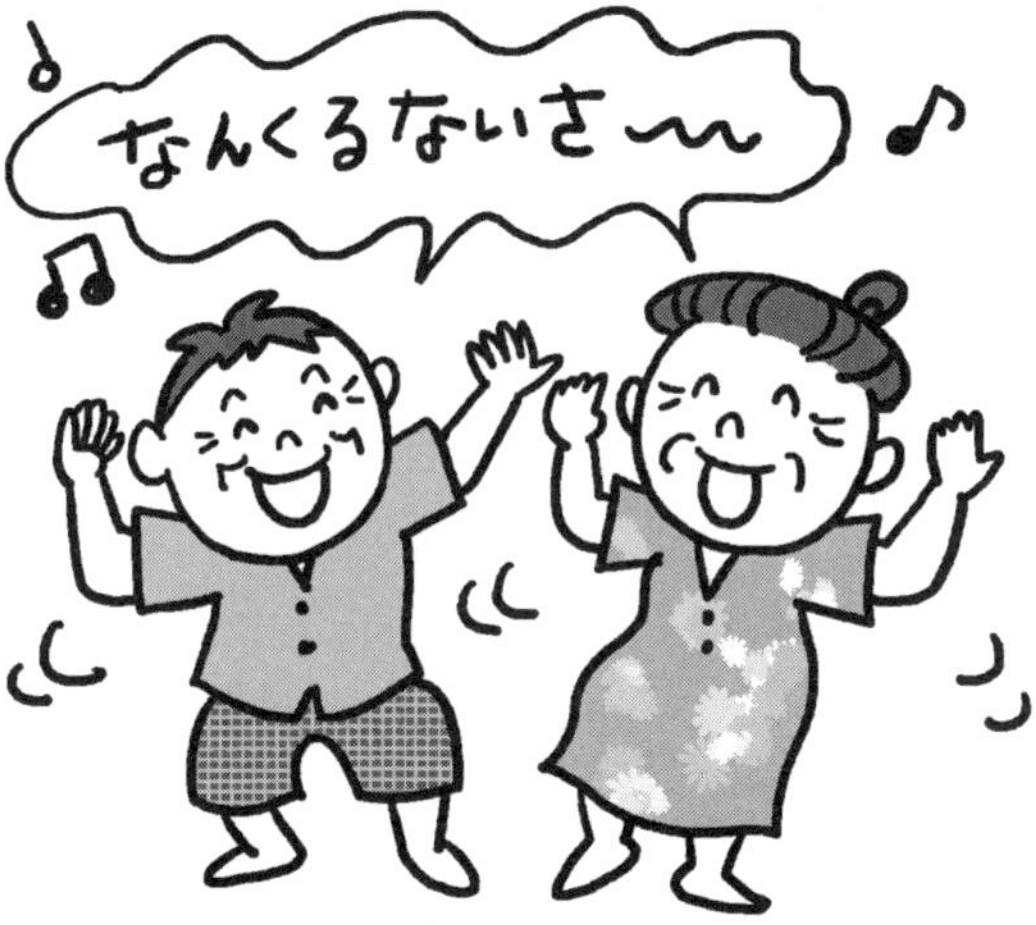

ヨする人と、しない人とでは、健康状態にも違いが出てくることは、次の私の研究でも分かっています。

30歳代から50歳代の女性に対して、「肩こり」「頭痛」「疲労感」「発汗」「ほてり」「冷え」「不定愁訴」といった症状を尋ねました。そして、そうした症状があると自覚している人たちの中でも、「現在、幸せである」という「幸福感」が高い人たちの特徴を探ってみました。その結果、「イヤなことがあってもクヨクヨしない」「現在の家族関係に満足している」「経済的な満足感が高い」という3つの要因が、幸福感を高めていることが分かったのです。

多くの女性たちが中年期に経験する身体の不調の感覚は、生理的な現象であって、避けて通ることができないのですが、そうした不調について、クヨクヨ悩まずに暮らしている人は、「今の自分は幸せである」と感じているのです。それとは逆に、クヨクヨしがちな人は、生活の満足感や幸福感も低いということも分かっています。「病は気から」というように、クヨクヨと悩んでしまうことが続くと、悪くもなかった身体が本当に不調になってしまいます。心と身体は一体であるとは、よく言ったものです。

◆辛さをバネに前進していく

病気になってしまうと、大きな挫折感や、「もう死ぬのではないか」といった不安を抱きがちになります。私の友人で、乳がんを発症し、入院から手術、治療に至る苦しい体験をした女性がいます。そして、彼女の話を聞いて、「この人ってたくましいなあ～！」と感心させられたことがありました。「病気になったことは悲しいことだったけれど、こんな病気になることは二度とないと信じているから、手術室から病室、病院の隅から隅までをよ～く見て、入院生活を送ってきた」と言うのです。

退院後、彼女は料理の学校に入り、今は、料理家として第一線で活躍しています。辛いときこそ、頑張る力が湧いてくる——そんな印象を彼女から受けました。

経済的に大変でも、自分が病に直面しても、自分の置かれている逆境をバネにして、前進していく姿、そこに私たちは「たくましさ」を感じることができるのだと思います。そして、その逆境を乗り越えてみると、今、自分が元気で普通の生活ができていることだけで、「幸せ」「ありがたい」という気持ちが自然と湧いてきます。そうした「感謝する気持ち」があると、人に対しても思いやりを持って接することができるように思うのです。

エゴレジをつけるためには、今、自分が置かれた状況がどんなに厳しくとも、決してそれに屈することなく、最善を尽くす努力をしてみることが、まず、大切だと思います。そして元気であること、あなたを支えてくれる家族や友達がいることに、感謝を忘れないことです。

14 ムシャクシャ・プンプンにさようなら
――いつも不機嫌ではありませんか?

◆怒る人・怒らない人

同じようなことでも、ものすごく怒る人と、そうでない人がいるものです。怒りやすい人は、いつも怒っているような気がしますし、逆に、そうでない人に対しては「この人、いつ怒ってるんだろう?」と思ってしまうことがあります。

心理学では、「怒りやすいかどうか」「腹を立てやすいかどうか」「ストレスをためやすいかどうか」を知るための「タイプA行動パターン」という考え方があります。**「あなたのタイプA行動パターンチェック」**（次ページ）を挙げますので、一度試してみてください。「タイプA行動」というのは、アメリカのフリードマンとローゼンマンという二人の医師が提唱した考え方です。それによれば、「タイプA行動」をとり続けていると、心臓発作に見舞われる可能性が高いようなのです。

さて、「タイプA」の「A」は、血液型ではありません。ウィリアム・S・クラークの「Boys, Be Ambitious（少年よ、大志を抱け）」という有名な言葉に入っているAmbitiousのAを意味しています。さらに、「攻撃性」を英語では、Aggressionと言いますが、この頭文字のAでもあります。すなわち、やる気と攻撃性を示すものが「タイプA行動」であり、次のような特徴があります。

何事にも熱心に取り組み、その目標に向かって努力する／相手に負けたくないという競争心が強い／せっかちでイライラしている（時間的切迫性が強い）／相手から言われたら言い返せる攻撃性が強い

「あなたのタイプA行動パターン」チェック

◉チェック☑が12個以上ついたら「タイプA行動」を取っていることになります。

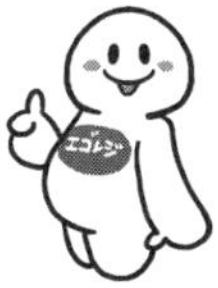

①長い間、気を散らさずに仕事（勉強）に熱中する	□
②ゲームで負けるとひどく悔しい	□
③セカセカしていることが多い	□
④何事にも全力投球する	□
⑤競争心が強い方である	□
⑥目標を決め、その達成に向かって人一倍努力する	□
⑦何か始めると、コツコツ粘り強くする方である	□
⑧一週間のスケジュールが決まっている	□
⑨腹が立つと相手を傷つけるような発言をしてしまう	□
⑩勝敗にこだわる方である	□
⑪仕事や勉強を仕上げるためには夜遅くまででも頑張る	□
⑫ちょっとしたことで腹を立てる方である	□
⑬仕事をたくさん引き受けてしまって忙しがることが多い	□
⑭自分と同じタイプの人に出会うと張り合ってしまう方である	□
⑮言葉遣いが荒々しくなることがある	□
⑯時間に追われた生活をしている	□
⑰人から非難されたら言い返せる方である	□
⑱いつも忙しくしている	□

「攻撃性が強い」と言われると、「暴力」「けんかっ早い」といった悪い意味での攻撃性を思い浮かべる方がいるかもしれません。しかし、英語のAggressionには、「自分の意見をしっかり相手に主張できる」という意味があり、決して悪い意味ばかりではないので注意してください。

このような特徴を持つ「タイプA行動」を長く続けているうちに、内分泌、新陳代謝、心臓血管をつかさどる交感神経が常にスイッチオンの状態となり、ついには、心臓発作で倒れてしまう危険性が高くなるのです。

ところで、「タイプA行動」をとっているのは働き盛りの男性や、時間に追われ常に緊急事態に直面しているような仕事をする医療従事者、そして、なんと、子育て真っ最中のお母さん方にも多く見られます！

私が行った研究でも、いつも子どものことでイライラし、「早く！　早く！」と子どもを怒鳴りつけているような、「タイプA行動」の傾向が強いお母さんは、育児ストレスが高いことが分かりました。

何より恐ろしいのは、「タイプA行動」の傾向が強くなればなるほど心臓の病気にかかりやすく、発作が起きる可能性も高いということです。先のチェックで得点の高かった人は、もう一度、日々の生活を見直してみる必要がありそうです。

◆「A」から「B」へ

では、どうすれば「タイプA行動」を改めることができるのでしょうか？

そのためには、「タイプA行動」の「A」にもう一度注目してください。Ambitious のAではなく、それを、「B」にしていけばよいのです。

BはBeing のBです。この言葉は、「あるがまま」とか「存在」という意味です。ここでは「あるがままの自分」、そんなくらいの意味でしょうか。

のんびり、あるがままに過ごせるよう自分を変えていくことが、「タイプB行動」になれるヒントです。

時間を気にして、いつもセカセカと生活をするのではなく、例えば、たまには携帯電話を家に置いて外出し、

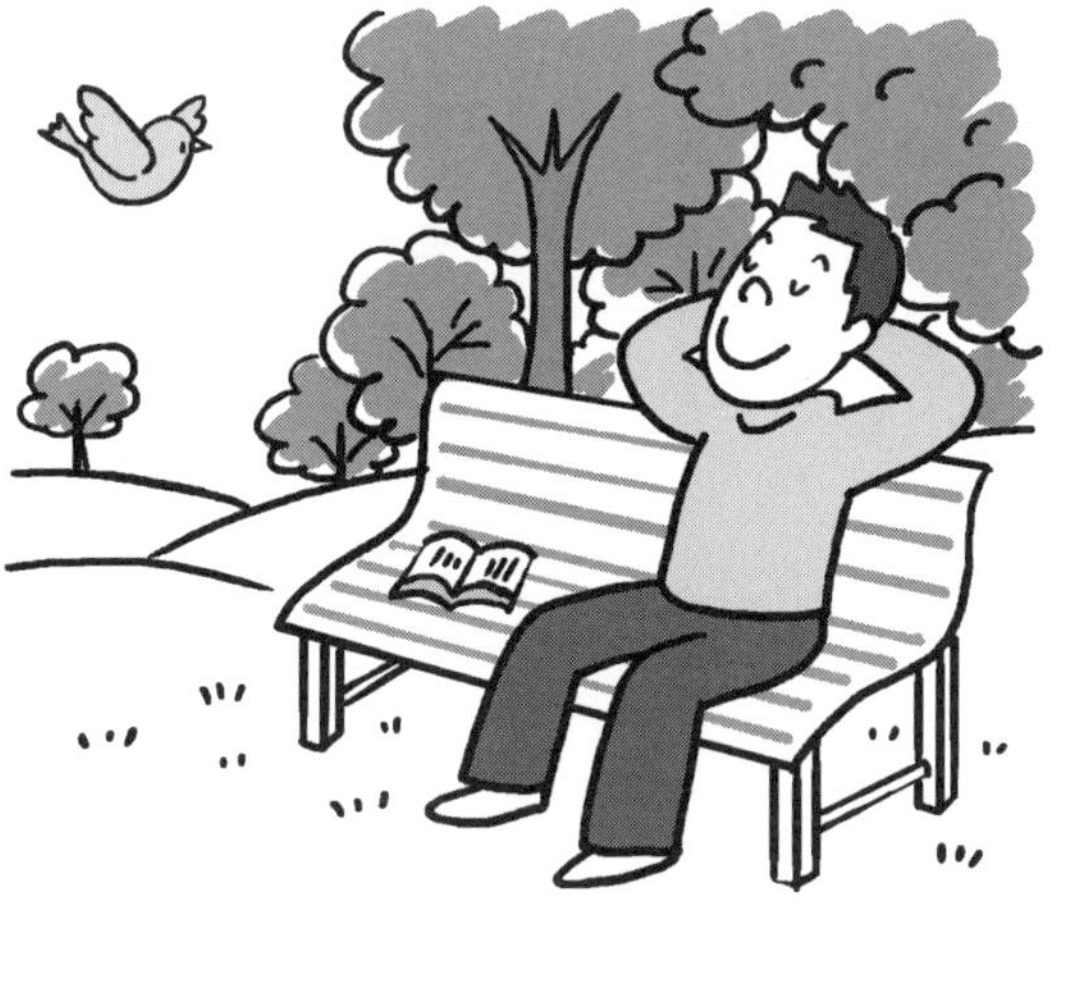

時間や約束に追われない生活をしてみることをお勧めします。物理的に通じない境遇になって、携帯電話の存在を気にしなくていいようになったとき、なんとなく「心地よい開放感」を味わえると思います。それほどまでに携帯電話は、私たちの生活を支配してしまっているのです。もちろん、携帯電話が全て悪いということではありませんが、例えばそんなところから、少しペースダウン、スピードダウンしてみる生活を始めてみませんか？

エゴレジのある人は、カッとなって怒りだすことが少ない傾向にあります。なぜなら、すぐに感情的になるのではなく、相手の言い分を忍耐強く聞き、しっかりと状況を見きわめることが、エゴレジの高い人はできるからです。エゴレジの高い人は、「タイプA行動」の得点がそれほど高くないことが予想できます。

もし得点が高かったとしても、自分の行動をチェックして、それを修正する方向に行動を変えようとすれば、そこでエゴレジが働いてくれます。そうした心がけを続けることが、エゴレジのアップにつながり、また、心臓発作も予防できるということなのです。

第4章

ポジティブな自分のつくり方

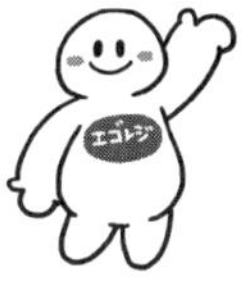

1 どんな一週間でしたか？

人間の感情には、プラス極（ポジティブ感情）とマイナス極（ネガティブ感情）があります。そして、いつも二つの極の間で、私たちの心は大きく揺れ動いているのです。うまい具合にポジティブな感情がずーっと流れ続けることもありますが、その流れが途切れてしまい、逆の方向、つまりネガティブな方向に動いてしまうこともしばしばです。

心理学では人間が生まれて、一番最初に表れてくる感情は「怒り」だと考えられています。生まれてすぐ、人はお母さんの胎内とはまったく異なる環境に置かれます。羊水の中でプカプカ漂っていたときには、温かい快適な環境で守られていたわけですが、一旦その環境から出てしまうと、外の世界はとても苛酷です。真夏生まれの赤ちゃんなら暑すぎる環境ですし、真冬に生まれてくれば寒すぎて大変です。そうした環境の変化に対する不快感の表れが、怒りとなって表に出てしまうのでしょう。そう思うと人間は、怒りを含めたネガティブな感情を、生まれたときから持っている生物なのかもしれません。

元気で過ごしていると、一週間なんてアッという間に過ぎていきますが、病気であったり、イヤなことがあったりなど、ネガティブな境遇に身を置いているときには、同じ一週間が、とてもなが～く感じられるものです。普段ならば、一週間を振り返って今週の気持ちを考えてみるなんてことはあまりないでしょう。しかし、ちょっと冷静になって、自分の気持ちと向き合ってみると、あなたの別の面が見えてくるかもしれません。

そこで、あなたの一週間の気持ちについてチェックしてみましょう。

「ネガティブ・ポジティブ感情」チェック（次ページ）で、一度、確認してみてください。

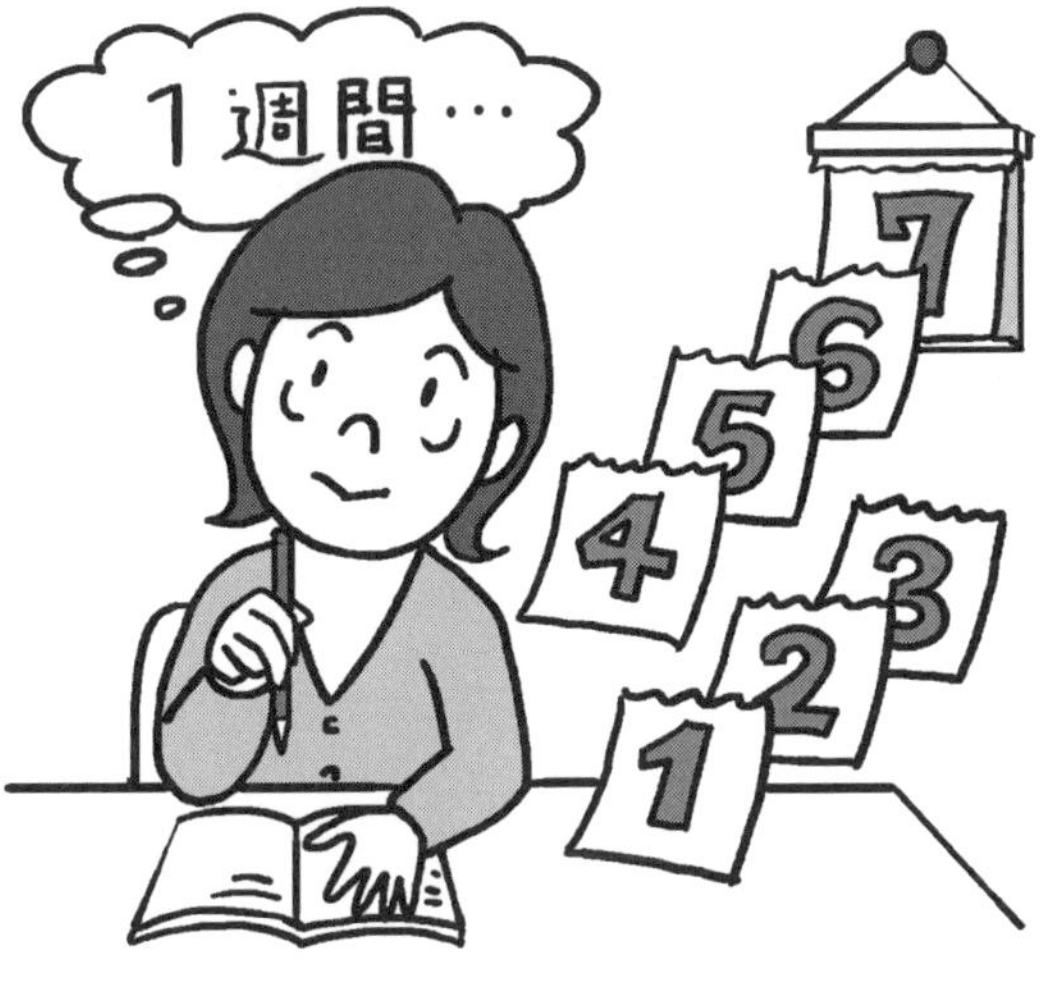

「ネガティブ・ポジティブ感情」チェック

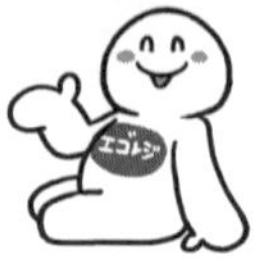

◉この1週間をどんな気持ちで過ごしていましたか？　A群とB群の両方の感情をチェック☑してみましょう。

【A群】ネガティブ感情	【B群】ポジティブ感情
□心配事がある	□心配事はない
□悲しい気持ちがした	□悲しい気持ちはしなかった
□苦悩した	□苦悩しなかった
□動揺した	□動揺しなかった
□イライラした	□イライラしなかった
□楽しくなかった	□楽しかった
□神経質だった	□神経質にならなかった
□やる気がなかった	□やる気があった
□気力に満ちていなかった	□気力に満ちていた
□充実していなかった	□充実していた
□うれしいことがなかった	□うれしいことがあった
□ワクワクしなかった	□ワクワクした
□自信を失った	□自信がついた
□メゲてしまった	□メゲなかった
□テキパキと物事に取り組めなかった	□テキパキと物事に取り組めた

いかがでしたか？　どちらにチェックが多く入ったでしょうか？　A群にチェックが多く入った人は、どちらかと言えばネガティブな一週間、B群にチェックが多く入った人はポジティブな一週間だったと言えます。ですが、ネガティブなA群に多くチェックが入っていたとしても大丈夫です。本章を読んでいくうちに、少しずつ気持ちが変化してくると思いますので。

近年、心理学では、「ポジティブ心理学」という分野に関心が集まっています。「辛《つら》く苦しい一週間だった」と思うのではなく、「楽しくよい一週間だった」と思える自分をつくるための研究が、活発に行われるようになってきているからです。ここでいう「ポジティブな生き方」というのは、前向きに生きるという意味ではありますが、単にそうした生き方を追求することを、ポジティブ心理学は目指しているわけではありません。ポジティブ心理学で扱うテーマは多岐にわたっていますが、その中でも本書では、凹《へこ》まない心、メゲない気持ちをどのようにすれば持てるようになるのかについて紹介していきたいと思います。

2 ポジティブがポジティブを引き寄せる

精神医学や心理学というのは、第2章で紹介したフロイトの考え方によるところが少なくありません。フロイトは、いわば心に潜む怒り、怖れ、嫌悪感といった、どちらかと言えば「心の闇」の部分に注目しましたから、その流れを汲む心理学やカウンセリングは、どうしても人間のネガティブな側面に注目することが多かったのだと思います。

◆予防医学ならぬ予防心理学の誕生

ところが近年、予防医学の大切さが人々の間に浸透してきているように、心理学においても心身ともにダウンしてしまわないような予防心理を提唱する動きが出ています。それがセリグマンが中心となって提唱されている「ポジティブ心理学」です。私は、2003年の「健康心理学会の会報」にポジティブ心理学のことが紹介されたのをきっかけに、是非、このことを研究していきたいと思うようになりました。2003年にセリグマンらが編者となった「Positive Psychology」という電話帳のように分厚い本がアメリカで出版されましたが、さっそく私は購入して関心のある章を読みふけりました。ハンガリー出身のチクセントミハイが提唱する「フロー理論」、マステンとリードによる「レジリエンス」そして次に紹介するフレドリクソンの「ポジティブ感情」など、どのテーマも今までの心理学では扱ってこなかった斬新なテーマであったため、引き込まれて読み進んだ記憶があります。

かつてセリグマンは学習性無力感、つまり「やる気のなさ、無力感は学習される」ということについて研究していました。大学院時代、犬に静電気程度の刺激を与え、恐れの学習について研究していた彼は、実験を進めていくうちに犬たちが全く動かなくなってしまったことに注目したのです。しばらくの間は電気ショックから逃れるために逃げ回っていましたが、いくら逃げてみても逃げられないことが分かると犬たちはあきらめて無力になり、動こうともしなくなっていたのです。この状態を人間に置き換えてみて考えると、事態は深刻です。仕事で失敗をしてしまいうまくいかなくなると、上司に怒られる……その状態が何度も続いてしまうと、いくら自分が努力してやってみてもどうせ上司から怒られるし、仕事もうまくいかない……なら、もう努力はしたくない、気分が落ち込み、うつになってしまう。そんな悪循環に陥ってしまうと、希望も夢もなくなってしまいます。これはまさに、無気力になることを学習してしまった状況といえるでしょう。

現代の心の病として「うつ」が問題となっていますが、うつになると本人だけでなく家族や周囲の人たちも、大変な思いをしなくてはなりません。そうした精神状態に陥らないよう、心理学を駆使して予防できないだろうかというのが、セリグマンが提唱したポジティブ心理学の考え方なのです。

ポジティブ心理学は、人間をポジティブな見方で捉えようとするものですが、これは、近年の予防医学の普及とも関連しています。なるほど、生活習慣病と呼ばれる多くの症状が、日常生活における運動や食生活によって、ある程度、予防ができるわけですから、ひどい落ち込みや凹んでしまう気持ち、メゲそうになる心境を、ひどくなる前に予防していこうという考え方には、私も大賛成です。

では、どうすればいいのでしょうか？　フレドリクソンの研究を基に説明しましょう。

◆ポジティブ感情とは？

フレドリクソンは、ポジティブな感情には、「喜び・感謝・安らぎ・興味・希望・誇り・愉快・鼓舞・畏敬・愛」という10の感情が含まれており、こうした感情がポジティブな生き方に通じるスイッチの役割を果たしていると述べています。彼女の本を読んでみたときに、Inspiration（日本語の翻訳では

「鼓舞」）という感情がどのようなものか、ちょっと分かりづらかったのですが、さらに一つ一つの感情の解説を読んでみるうちに、「あるある、こんなこと」と思えました。例えば、ソチオリンピックで浅田真央さんが、ショートプログラムで失敗してしまったにもかかわらず、フリーの演技で自分にとっても最高の演技ができたと言っていたとき、私も思わず感激して涙が出てきてしまいました。誰かが全力を尽くして自分にとって最高と思えることをやっている姿を見たとき、私たちはその雄姿から勇気をもらい、自分もベストを尽くして生きていきたいと思えるのです。そういう感情がこの「鼓舞」という意味だと理解しました。

ある出来事について「楽しかった」「うれしかった」というポジティブな感情を抱いたとします。すると、それによって、他のこともポジティブに捉えられるようになるのです。フレドリクソンはある実験で、参加者のポジティブ感情、あるいはネガティブの感情の程度を測り、それに続いて、「私は○○したい」という文章を、思いつくだけ考えてもらうという課題を出しました。その結果、ポジティブ傾向が強い人たちは、「○○したい」という例をたくさん思いつくことができたのに対し、ネガティブ傾向が強い人たちは、「何かをやりたい」と思う意欲が低かったのです。このことから、ポジティブな感情を持っていると、独創的な考え方を促し、柔軟なものの考え方ができるようになってくると考えられるのです。

ポジティブがポジティブを引き寄せる

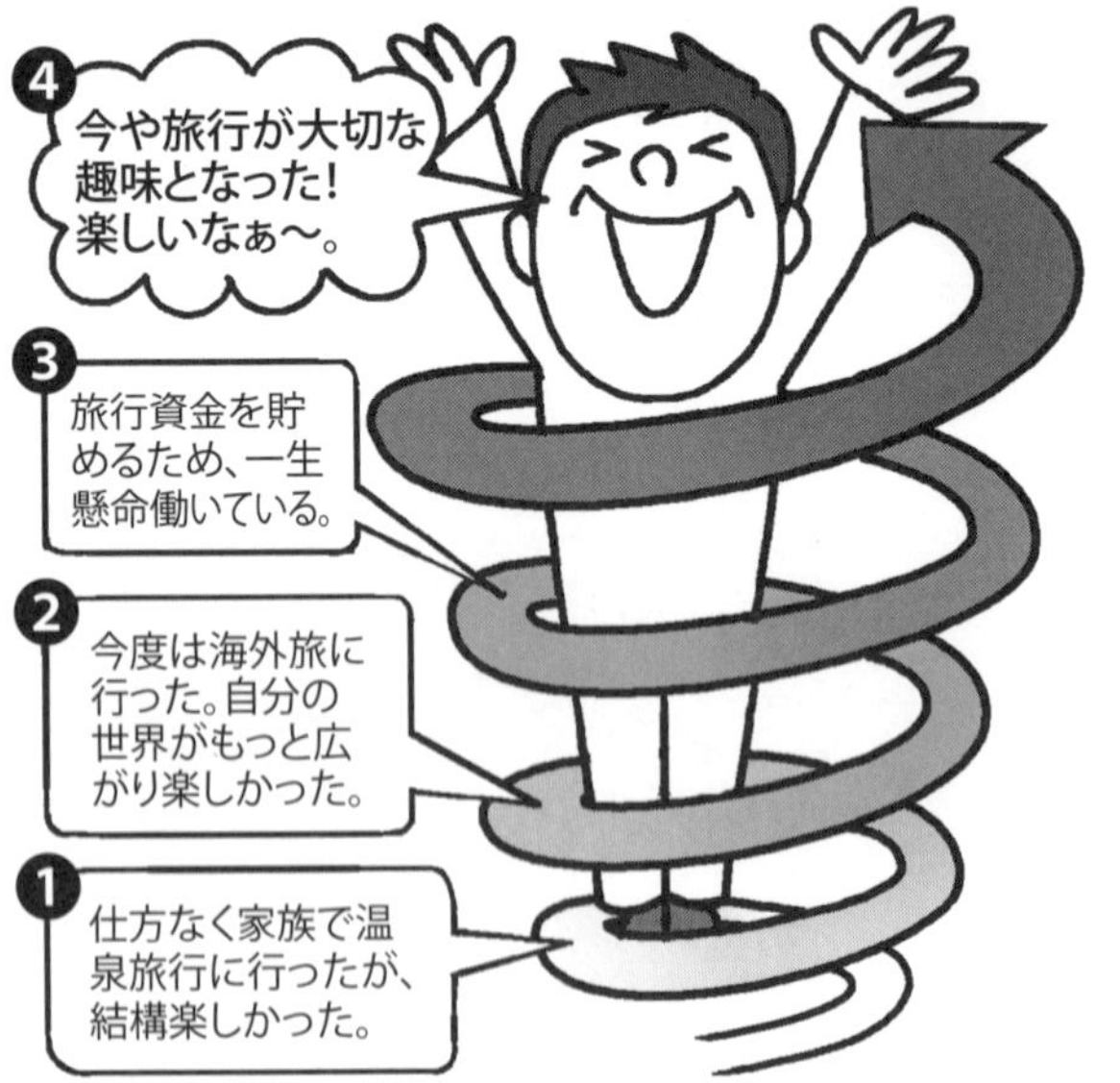
4
今や旅行が大切な
趣味となった!
楽しいなぁ〜。
3
旅行資金を貯
めるため、一生
懸命働いている。
2
今度は海外旅に
行った。自分の
世界がもっと広
がり楽しかった。
1
仕方なく家族で温
泉旅行に行ったが、
結構楽しかった。

(フレドリクソンの研究を基に作成)

そして、そうした状態が続くと、自分の中にポジティブな感情がしっかりと定着し、常にポジティブで前向きな行動が取れるようになるということなのです。ある出来事に対してよい印象を抱き、ポジティブ感情を持った人は、また、次のこともポジティブに捉えることができ、それが蓄積されることによって、よりよい人間関係が築かれ、自分の生き方にもよい影響を与えていくのです(上図参照)。

さらに、フレドリクソンの研究によると、ネガティブな感情を抱くと、心拍数や自律神経系の反応が著しく悪くなるのですが、その後、ポジティブな感情にスイッチすることができれば、身体の反応も短時間で元通りになるということも分かっています。つまり、イヤ〜なことを経験してメゲたり、落ち込んだりしてしまったとき、例えば、友達とカラオケで大きな声を思いっきり出して騒ぎ、楽しかった、うれしかったというポジティブな感情をたくさん体験すれば、メゲた気持ちからの回復も早くなるというわけです。このことから、いかに気持ちの切り替えを上手にできるかが、心のしなやかさを大きく左右すると考えることができます。

◆ポジティビティとエゴレジはセット

また、フレデリクソンらは、アメリカを恐怖と失意のどん底に突き落とした2001年の9・11の同時多発テロ事件があった後に、ポジティブ感情とレジリエンスとの関連性について調査を実施しています。あのようなショックな状況に遭遇した学生たちの中で、レジリエンス力のあった人となかった人とでは、逆境からの立ち直りに違いがあったのかどうかにフレドリクソンは関心をもったのです。

そして、このとき、彼女はレジリエンスを測定する尺度として、ブロックのエゴレジリエンス尺度を使っています。その結果、エゴレジの高かった人はあのような状況から早く立ち直っており、うつ症状もほとんど経験せずにいたことが分かっています。さらにエゴレジの高かった人は楽観性や冷静さ、人生に対する満足度を増しているという驚くべき結果を明らかにしたのです。そしてフレデリクソンも驚いていたのですが、立直りの早い人、遅い人の間で決定的にちがっていたのがポジティビティの量でした。このポジティビティは一見すると、ポジティブな感情、つまり前向きな考え方ができることであり、暗いネガティブな感情の逆であるかのように思います。

ところがフレデリクソンによると、このポジティビティとは笑顔で耐えようとか、いつも前向きに生きようといったものではなく、もっと心のずっと深いところを流れているもので、感謝、愛情、楽しみ、喜び、希望、感動などの幅広い肯定的な感情を含んでいるものだと説明しています。このポジティビティが抑うつを防ぎ、心理的な成長へと人間を導いていくのであり、レジリエンスとポジティビティとはセットであると考えているのです。

私はこの「レジリエンスとポジティビティがセットである、切っても切り離しては考えられないものである」と述べている点、そして彼女がこのレジリエンスの測定に私が研究しているブロックのエゴレジ尺度を使っている点に着目しています。彼女は、ポジティビティが増えることによってレジリエンス（エゴレジ）が高まり、それによってまた**ポジティブがポジティブを引き寄せる図**（128ページ）に示しているような螺旋《らせん》構造を想定しています。つまり「楽しいこと」「嬉しいこと」「感動体験をするこ

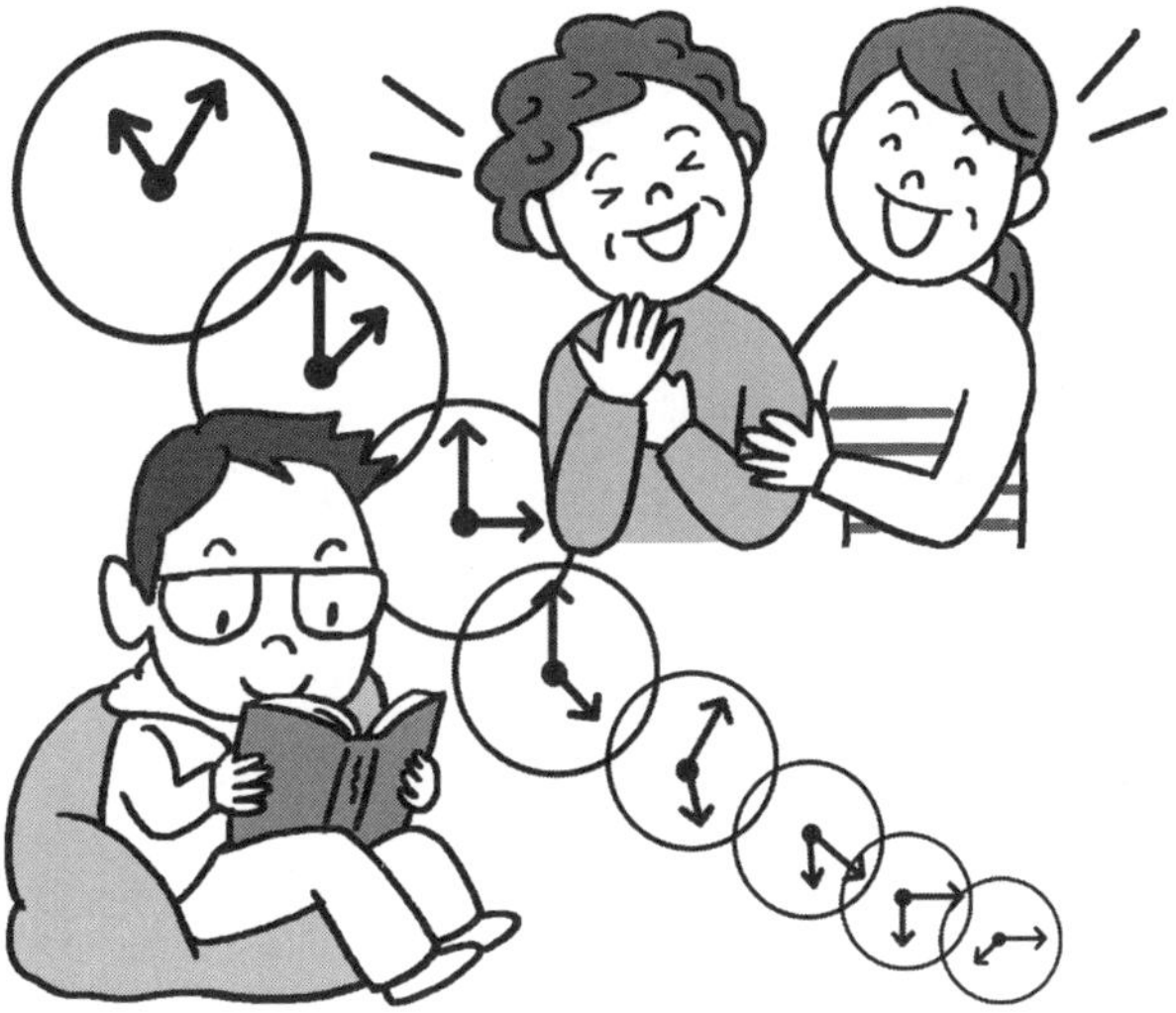

「何かに夢中になること」「とても楽しいと思える経験」などのフロー体験が、幸福感の高い、充実した人生につながっていく。

と」、そうしたことによってエゴレジは高められ、それがさらなるポジティビティ感情を高めていくということになるわけです。エゴレジとは自我を調整して、日々のストレスを乗り越えていく力のことですが、その力を養うためにもポジティビティな体験をたくさんすることが必要になると言えましょう。

◆フロー体験を増やそう

例えば、推理小説を読み始めたら、最後まで読まないと気が済まなくなって、気がついたら朝になっていたとか、友達と話していて、気づいたら3時間もたっていたとか、そんな経験、みなさんにもあると思います。子どもの場合だったら、ゲームでしょうか。気がつかない間に、時間がアッという間に過ぎてしまった、あの感覚です。そして、そうした「夢中になった経験」を思い出してみると、楽しくて仕方がなかったことが思い出されるような、そんな経験です。

心理学では、これを「フロー体験」と呼んでいます。フローというのは、英語にするとflowであり、水などがよどみなく流れる状態のことを指しています。「♪春の小川はさらさらゆくよ～♪」の、サラサラと水が流れている状態のことです。

さて、この「フロー体験」について研究したのは、チクセントミハイです。彼は、この流れるほどに充実した時間を経験した人は、幸福感が高いという研究結果を報告しています。「何かに夢中になること」「とても楽しいと思える経験」が、充実した人生につながっていくわけです。

みなさんも、「夢中になる体験」「我を忘れてしまうような楽しいこと」を、できるだけたくさん経験してみてください。そして、その時間を大切にしてください。そうした時間が増えるにつれ、あなたの幸福感もどんどんと高くなるはずです。

3 ネガティブじゃダメなの？

「私はそんなに明るいほうじゃないし、『前向き！』とか『ポジティブ！』がよいと言われても正直、ムリだと思う。だって調子が悪いときは落ち込むし、不安がいっぱいで寝れなくなるときもあるし……」

そう思った方も実は多いかもしれません。あたかも「ポジティブ」ばかりがいいことで、「ネガティブ」は悪いこと、ダメなことといった見方があることも事実です。でも、本当にそうなのでしょうか？

◆ネガティブだからうまくいくことも多い

ノレムは著書『ネガティブだからうまくいく』の中で、「ポジティブで前向きな人のほうが、仕事が上手に運び、社会的な評価が高いわけではない。むしろネガティブに物事を考えている人のほうが、仕事上での評価が高い」と言っています。

例えばみなさん、中学生や高校生のとき、テスト勉強はどのようにやっていましたか？

一点突破の集中力で一夜漬けで臨んでいましたか？　それとも、毎日の予習・復習をしっかりとし、さらに、テスト当日に向けて、何日も前から準備をしていたほうですか？　一夜漬けでうまくいったこともあったでしょうが、結局、テストの時間に眠くなってしまい、よい点が取れなかったことも多かったのではないでしょうか？　やはり、前もってじっくり準備しておいたほうが、いい結果が得られることが多いように思います。どちらの方法がいいか悪いかは別にして、後者のタイプの人は、実はとても心配性で、普段はネガティブな傾向が強いと、ノレムは述べています。

つまり、準備をきちんとしないと心配で心配で夜も眠れなくなってしまうので、一生懸命に勉強をします。言ってみれば、臆病であること、ネガティブであることが、結果的にいいことに結びついているというわけです。こういった慎重な行動をとる傾向を、心理学ではＤＰ（Defensive Pessimism＝防衛的悲観主義）と呼んでいます。

世の中では前向きに生きたほうがよい、ポジティブに生きたほうがよいといった風潮があるのは事実です。一方で、自分のことをネガティブだと自覚している人はかなりたくさんおり、そうした人たちが、「自分を変えなくてはいけない」「前向きで、クヨクヨしない自分にならなければいけない」と焦り、その結果、かえって自分がみじめに思えてしまう場合も多い気がします。「自分は前向きに生きられな

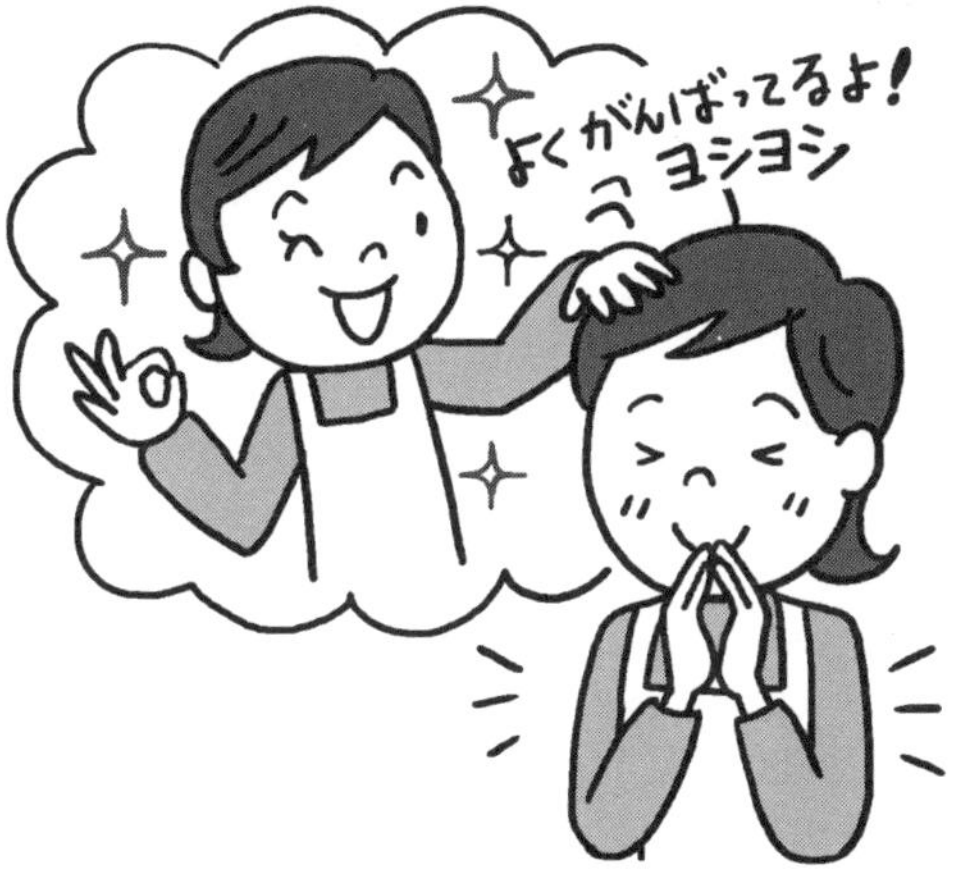

いから、やっぱりダメなんだ……」といったふうに。

ところが、これまでに説明してきたように、ネガティブだからこそ物事がうまくいくことも多いのだということを知ると、ちょっと安心できるのではないでしょうか？

現代の日本人は自尊感情（自分のことを大切に思う気持ち）が、世界でも特に低いのだそうです。確かに若者たちの多くは、自分のことが嫌いだとよく言います。もし、あなたも、自分を嫌いだと思っているのならば、「今の自分で大丈夫なんだ」「一生懸命に考えて今までにたくさんの困難を乗り越えてきたんだ。自分は頑張ってきた」と、自分のよさを認めてあげてください。そして頑張ってきた自分をどうか褒めてあげてください。

では、あなたの「**DP度」チェック**（次ページ）をしてみてください。

「DP度」チェック

◉あなたのDP度を見てみることにしましょう。合計得点が70点以上だと、DP度が高いということになります。

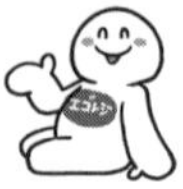

まったく あてはまらない ←── どちらでもない ──→ とてもよく あてはまる

1 ── 2 ── 3 ── 4 ── 5 ── 6 ── 7

①たぶんうまくいくと思っても、まずは最悪の事態を予測することが多い	□
②結果がどう出るか心配してしまう	□
③ありそうな結果を「全て」じっくり考える	□
④よく、思った通りにいかないのではないかと不安になる	□
⑤失敗しそうなことを想像するのに時間をかける	□
⑥物事が悪い方向に向かったときの気持ちを想像する	□
⑦もし失敗したら、それをどうカバーするか思い描くようにしている	□
⑧ベストを尽くしたいと思う状況で、自己過剰にならないように気をつけている	□
⑨ベストを尽くしたいと思う状況が迫っているとき、計画に時間をかける	□
⑩成功したときの気持ちを想像する	□
⑪ベストを尽くしたいと思う状況では、華々しく成功することより、バカみたいに見えるかもしれないと心配することがある	□
⑫失敗しそうなことについてよく考えることで、万全の準備ができる	□

合計（　　　　）点

4 「考え方のクセ」を変えると、性格も変わる

ある日の眼科の待合室でのこと。80歳代くらいの2人の女性の会話が聞こえてきました。「私って昔からおっちょこちょいだから、ダメなのよね。なんとかならないものかしらねぇ……」

人間は何歳になっても、自分の悪いところは直していきたい、少しでもよい人間性を持ちたいと思う習性が備わっているのかもしれません。でも、よいところはそのままに、欠点を直すのはなかなか難しいものです。

◆「人格」と「性格」

心理学では「人格」という言葉と、「性格」という言葉がよく登場します。

人格は「パーソナリティ」とも言いますので、どこかで聞いたことがあるのではないでしょうか。

パーソナリティの語源は「ペルソナ」というラテン語で、仮面という意味を表しているそうです。したがってパーソナリティとは仮面をかぶった自分とでもいう意味でしょうか。自分の顔は鏡に映したり、写真で見たりはできますが、自分で自分の顔を直接見ることができません。相手は常に私の顔を見て話しかけてくるのに、当の自分の表情を、自分では見ることができないのは、なんとも不思議な感じがします。そこに、仮面という語源の意味が隠されているのかもしれません。

それに対して性格は、「キャラクター」です。ギリシア語が語源で、刻み込まれたもの、彫りつけられたものを意味しています。まさに、ギリシア彫刻に登場するような像を刻むという意味が、性格という言葉には含まれています。つまり、「性格」には、生まれつき持っている要素が含まれており、「人格」には、その人の全体像を示す意味が含まれているのです。

さて、私たちの性格は、変えることができるのでしょうか？　特に、何に対してもすぐ「ダメだ」「傷ついた」「メゲてしまった」というような部分を変えていきたいと思った場合、どのようにすればよいのでしょうか。それは「考え方のクセ」を変えることです。この「考え方のクセ」のことを心理学では、「説明スタイル」と呼びます。人はそれぞれ自分の「説明スタイル」を持っており、それが、落ち込みやすい、メゲてしまいやすい原因を生み出してしまっている場合があるのです。

◆ネガティブな「考え方のクセ」

私たちは、ある出来事が起こったとき、その原因を考えます。なぜ、こんなことになっちゃったんだろう？　あのときにああしておけば、こんなことにはならなかったはずなのに……。

心理学者のセリグマンは、何かのトラブルや出来事に直面したときに、その原因を見つけ、どうやってその問題を説明するか（考え方のクセ＝説明スタイル）は、次の3つの要素で成立すると考えています。3つの要素とは、「自分か、他人か」「ずっと続くのか、今だけか」「この場合だけか、全部の場合か」です。そして、その捉え方は人によって異なり、ネガティブな「考え方のクセ」とポジティブな「考え方のクセ」があるとセリグマンは言っています。

まず、ネガティブな「考え方のクセ」のポイントを理解しておきましょう。ネガティブな人は、次のように物事を捉えます。

【いいことに対して】

自分ではない、誰か他の人のおかげ／いいことは続かない／この場合はたまたま良かった

【悪いことに対して】

自分のせい／悪いことはずっと続く／この場合だけでなく、どんなときも悪い

少し分かりにくいかもしれません。要するにこういうことなんです。

「考え方のクセ」がネガティブな場合、まず、いいことに対して疑い深くなってしまいます。別に自分が頑張ったわけじゃないし、いいことなんて続かない。たまたま、今回だけが良かったんだ、といった具合に……。そして、悪いことに対しては、トコトン悲観的。悪いのは自分のせいであり、悪いことはずっと続くだろうし、どんなこともうまくいきっこない、という具合です。「いいことを信じず、悪いことを信じる」、そんな考え方のクセが身についてしまっているのです。

◆ポジティブな「考え方のクセ」

では反対に、ポジティブな「考え方のクセ」を見てみましょう。

【いいことに対して】

自分の頑張り／いいことはこれからも続く／この場合だけでなく、どんなときもいい

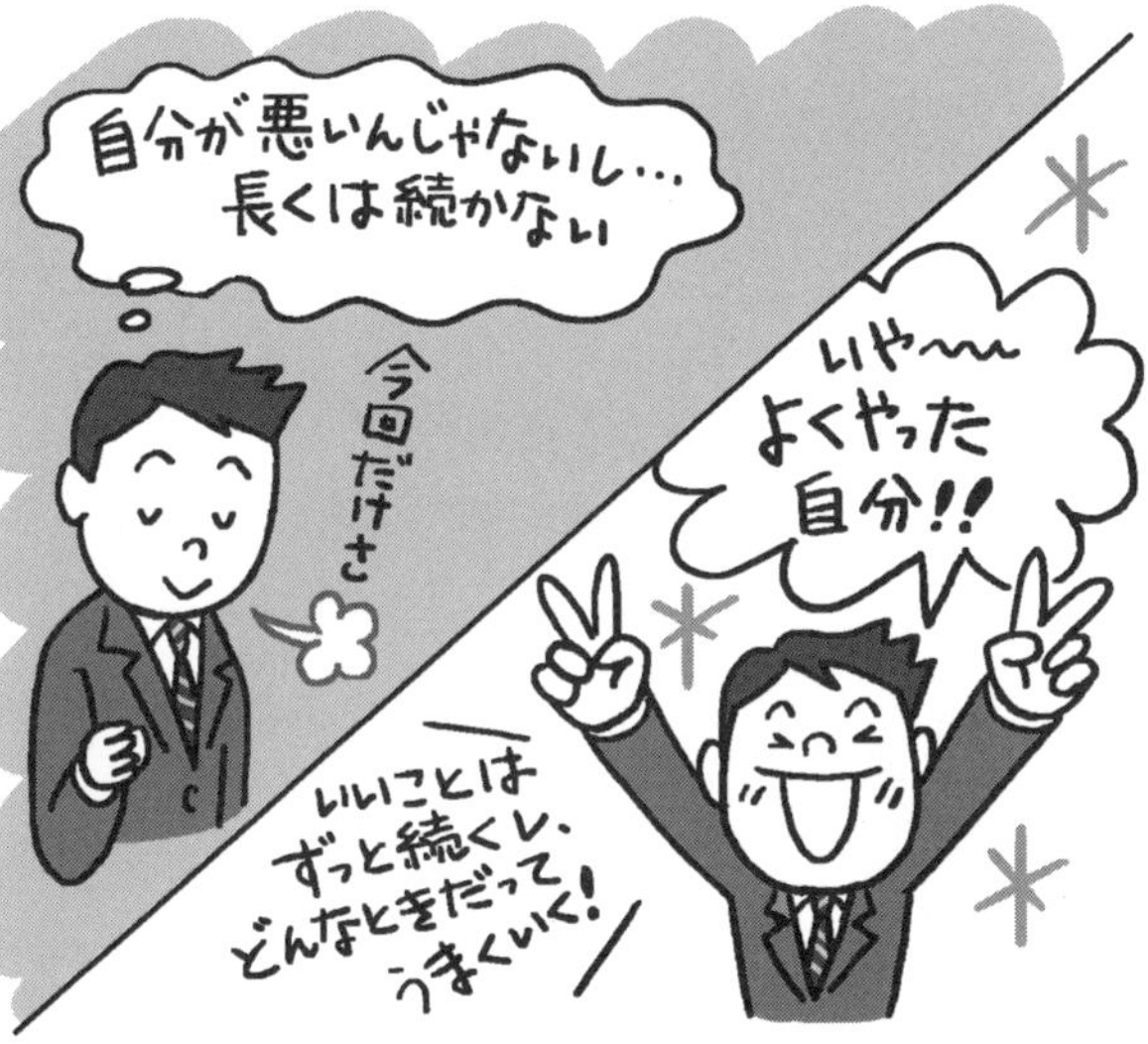

いや〜〜
よくやった
自分!!
いいことは
ずっと続くし、
どんなときだって
うまくいく!
自分が悪いんじゃないし…
長くは続かない
今回だけさ

【悪いことに対して】

自分ではなく誰かのせい／悪いことは続かない／この場合はたまたま悪かった

もう、お分かりいただけたと思います。「考え方のクセ」がポジティブであると、いいことは自分が頑張ったからであり、ずっと続くだろうし、どんなときにもいいことが起きると考えます。悪いのは誰かのせいであり、ずっとは続かないし、たまたま今回悪かっただけ、という具合です。

ここで、あなたの**「考え方のクセをポジティブにスイッチする」エクササイズ**（次ページ）をしてみましょう。

【スイッチの例】

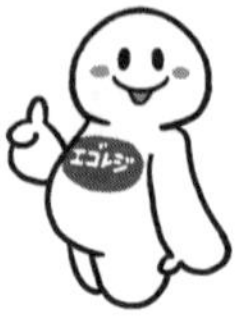

1
①夫が悪い
②夫の虫の居場所が悪かっただけ
③（今回のことが）気に入らなかっただけ

2
①頑張って勉強したから
②次回からもいい成績
③他の教科もいい成績

3
①相手が悪い
②フラレるのは今回だけ
③フラレたけれど、他のことはうまくいく

4
①私が頑張ったから
②今後も自給アップは続く
③他のこともうまくいきそう

5
①穴をそのままにしておく駅が悪い
②ケガはもうしない
③ケガはしたけど命まではとられまい

6
①私が一生懸命準備したから
②次の催しもうまくいく
③他のこともうまくいく

「考え方のクセをポジティブにスイッチする」エクササイズ

◉ネガティブな「考え方のクセ」をポジティブな「考え方のクセ」にスイッチしていくためのエクササイズを載せておきます。コツはすぐにつかんでいただけると思います。ですからそれを、毎日の生活の中で、上手に活用してみてください。

		ネガティブな「考え方のクセ」		ポジティブな「考え方のクセ」
1	夫に大声で怒鳴られ、怒られた	①私が悪いんだ ②こんなことがずっと続く ③何をやってもダメ	➡	① ② ③
2	英語のテストの成績がよかった！	①問題が簡単だった ②こんなことは続かない ③他の教科の成績が悪いだろう	➡	① ② ③
3	恋人から突然、別れのメールが届いた	①私が悪いからフラれた ②ずっとフラれ続けるんだ ③何もかもうまくいかない	➡	① ② ③
4	パート先で褒められ、自給がアップ	①○○さんが頑張ったから ②自給アップは今回だけ ③パートはうまくいっても、そのほかは……	➡	① ② ③
5	駅で小さな穴に足が引っかかって転び、ケガをした	①ぼんやりしていた自分が悪い ②またケガをするだろう ③ついてないことばかり	➡	① ② ③
6	自分が企画した催しが大成功	①○○さんが頑張ったから ②次の催しはうまくいかない ③これは成功したけど、あのことは…	➡	① ② ③

ポジティブな「考え方のクセ」は、「いいことを信じ、悪いことは信じない」ということになります。こうした仕組みは、知っておいて損はないと思います。なぜなら「最近、ちょっとネガティブだなぁ〜」と思ったときは、「考え方のクセ」を、ポジティブにスイッチすればよいからです。

悪いことには「自分が悪いんじゃないし、長くは続かない。今回だけ」。いいことに対しては「いやー、私はよくやった。いいことはずっと続くし、どんなときだってうまくいくだろう」と考えるようにするのです。

「いきなりそんな、脳天気になれません！」――そうかもしれません。でも、全部じゃなくても、ほんの一部でもスイッチの切り替えを心がけてみてください。そうすることで、今までとは確実に「何か」が違ってくるはずです。それがメゲない心、前向きに生きる力にきっとつながっていくと、私は確信しています。

第5章

人生を上手にプロデュース

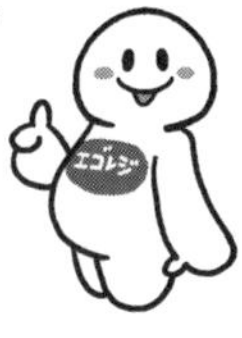

1 仕事――やる気スイッチを入れる

◆満員電車に揺られて

仕事をしていると、いろいろ嫌なことがあります。まず、朝、起きて体が重く「仕事に行きたくないなあ」と思うこと、ありますよね。職場まで、バスに乗ったり満員電車を乗り継いで行かなくてはいけない人も多いでしょう。地下のホームから乗り換えのために、アリの行列みたいにじっと並んでエスカレーターで地上に上がる。そして再び別の電車に乗り換えて……。これが毎日続くと、ただ決められたルートを何も考えずに進むだけになります。そして会社に着けばすでに大汗かいてクタクタ！　なかなか仕事スイッチが入りません。

そんなときに、やる気スイッチを入れるには、エゴレジを働かせることが大切です。

このような状況を解決する方法の一つに、通勤方法を変えてみることをお勧めします。38ページにある**「エゴレジ」チェック**の項目の中に、「いつもの場所に行くにも、違う道を通ってみる」というのがあります。例えば職場近くの東京駅に行く場合、携帯で検索してみると所要時間が短い順にその経路が出てきますが、ちょっと時間がかかってもたまには別の経路を使って通勤してみると、見える景色も違ってきます。目に飛び込んでくる車内広告も違いますし、乗客の雰囲気も違っていたりします。駅の雰囲気の違いを観察したりすれば、通勤も楽しくなるかもしれません。つまり一つの方法をかたくなに通すのではなく、思いついたAという方法、Bという方法……Fという方法を柔軟に試してみることを、エゴレジの高い人は積極的にやってみようとする、それが結果的に通勤を楽にしてくれることにつながります。

◆感情労働って何？

仕事と一言でいってもいろいろな職種がありますが、大きく分けてみると、肉体労働と頭脳労働に分けられてきました。肉体労働というと、農業や漁業、土木や建築関係、造園業やトラックやタクシーのドライバーといった仕事、そしてパンやお菓子の職人さんたちが分類されます。それに対し頭脳労働

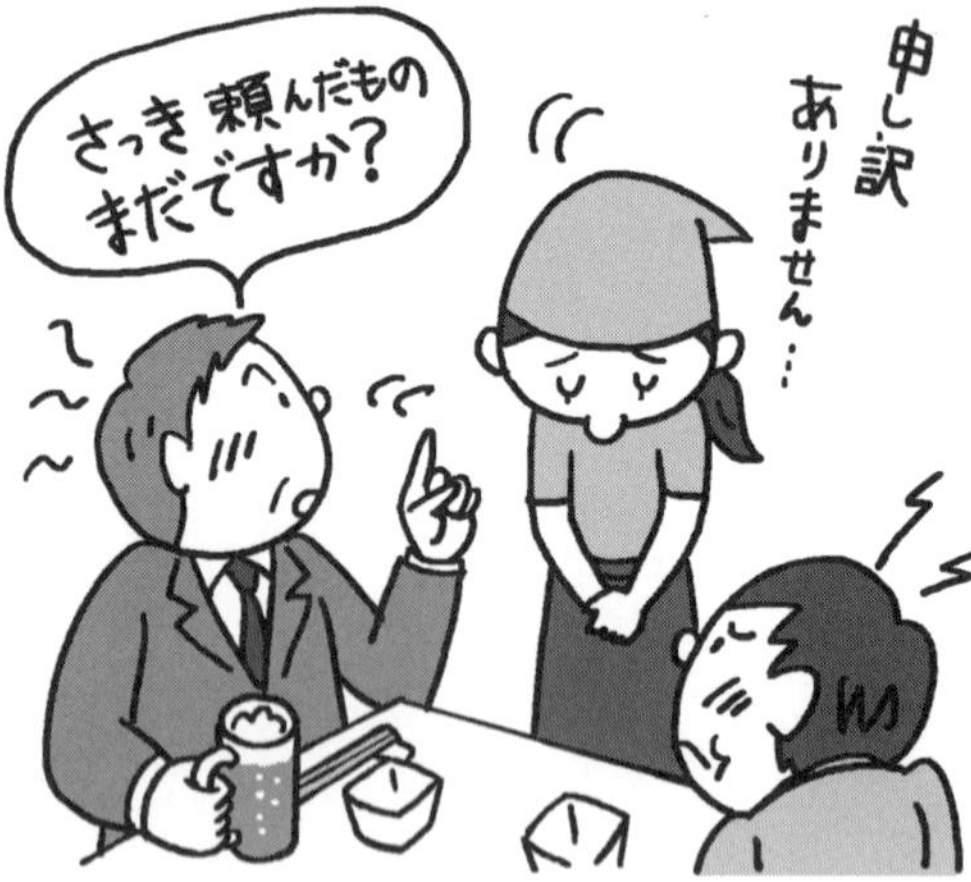
さっき 頼んだもの まだですか？
申し訳 ありません…

というと、いわゆるデスクワーク、特にIT関係の仕事などが含まれてきます。ところが最近、これらの分類とは異なる感情労働というカテゴリーを耳にします。

感情労働とは「会社などから管理・指導され、自分の感情を加工することによって、相手の感情に働きかける職務」と定義されています。

この感情労働という言葉は、1970年代にアメリカで生まれ、客室乗務員の調査研究をまとめた社会学者、ホックシールドの『管理される心』（世界思想社）によって知られるようになりました。その代表的な職種は営業職、看護師、客室乗務員（CA）、飲食業の店員、電話でのクレーム対応、そしてアパレルショップの店員に見られる労働とされています。彼らには、お客様を第一と考え、お客様の要望やニーズを察知して、その相手に合わせて自分の感情を押し殺して仕事を遂行することが求められているのです。例えば、居酒屋に行って頼んだ品がなかなか出てこないとき、お客様が「さっき頼んだもの、まだですか、遅いなあ」とちょっとイラッとして怒った調子で言ってきたとします。するとそのテーブル担当者は「申し訳ありません。すぐにお持ちいたします」と平身低頭で謝ります。内心では、「私は、しっかりとオーダーを取ってきているのに。キッチンの人が忘れてしまっていたわけだから、私は悪くない」と思っているのでしょう。しかしお客様には、いかにも自分が悪かったかのように謝らなくちゃいけないわけですし、相手に気を使って笑顔で接しなくてはいけないので、精神的に疲れてしまいます。

また飛行機の客室乗務員、いわゆるキャビンアテンダント（CA）も日々、感情労働をしている人たちだと思います。特に日本の飛行機会社のCAは、どんなときも笑顔で対応し、ぶっきらぼうな話し方をしてきません。いわゆる「おもてなしの心」を持って接する教育が徹底しているのだと思いますが、少しやりすぎではないかと思うときもあります。

◆左耳が聞こえなくなってしまった女性

もっとつらい立場なのは、クレームを受け付ける電話対応の仕事かもしれません。

お客様が「お宅の製品はすぐ故障する。おかしいではないか」といった文句を言ってくるわけですから、クレーム対応係の仕事は、どうやったら相手の怒りを鎮められるのかということが焦点になります。ですから、お客様のクレームに対して、反論することなく「申し訳ございません、失礼いたしました」というように徹底的にお詫《わ》びをする方略がとられています。決して「お客様の使い方が悪かったからですよ」というような言い方はしません。「あくまでも悪いのはこちら」というようなスタンスです。

ある20歳代の女性から、電話対応の仕事に従事して一年ぐらいたったころ、「突然、左耳が聞こえなくなってしまった」という相談を受けました。毎日、毎日、電話の向こうでクレームや苦情を言われ続け、それに対して自分の感情を押し殺して対応しつづけていたら、「あああぁ、もう話を聴きたくない！」と身体が悲鳴を上げていた結果、耳が聞こえないという身体症状に出てきたのだと、私は直観的に思いました。

しかし担当者が、心から思っていることではないのに、謝らなければいけない状況は、つらいことだと思います。それに心底、悪いと思って謝っているわけではないので、どこか白々しいと見抜かれてしまう場合がほとんどです。

このように見てくると感情労働という仕事は近年、非常に増えてきているのではないでしょうか。そしてこういった仕事に従事する人は、たとえその会社の対応方法に違和感を感じていたり、納得できていなくても、そういった自分の感情を表には出さず、押し殺して仕事をしなくてはいけないわけです。ですから自分の精神状態を冷静に保とうとすることはとても大変です。結果的に精神的にメゲて落ち込んでしまいます。

◆エゴレジが高い人の仕事ぶり

では、エゴレジの高い人が感情労働の仕事に携わると、どのような考え方や態度をとることになるでしょうか。

エゴレジの高い人は、ストレスをあまりためずに上手に気分転換ができる人です。嫌なことがあって落ち込んだとしても、自分にあった気分転換の仕方を身につけているので、その嫌なことばかりが頭の中で何日もグルグル回って先に進めなくなるということが少ないのです。

ふつう仕事で嫌なことがあると、同僚とやけ酒を飲んで仕事の憂さを晴らすというのが典型的な日本のサラリーマンの姿です。やけ酒を飲む相手は会社の同僚ですから、否が応でも会社や上司の悪口を話すことになり、会社・仕事という枠から抜け出ることはできません。すると上司や会社の悪口を言うことで、さらに仕事に対する悪いイメージが自分の中で強まってしまいます。

なので仕事で落ち込んだときに会社の同僚と酒を飲むというのはいい方法とはいえません。飲むならば、気のおけない学生時代からの友人がお勧めです。

エゴレジの高い人は、仕事とは全く違う趣味で、例えば音楽鑑賞、ジョギング、テニスなどを持っている人が多いように思います。またエゴレジの高い人は、好奇心が強い人ですから、仕事以外に自分が楽しめる趣味を見つけて、それに関わることで、仕事では出会わない人との接点を広げていけます。仕事に関わらない人との会食や話し合いの中で、気持ちを上手に切り替えていくことが出来るわけです。

◆人のよさを見つけるのが上手

エゴレジの高い人は、人との関わりが上手にできることも特徴です。なぜかというと、自分が出会う人には何らかの魅力があると捉える傾向が強く、相手の悪い面よりもいい点に目が行きやすく、好意的に相手を評価しようとするのです。つまり、エゴレジの高い人は、相手の良さを瞬時に捉えて、それを長所として受けとめてあげることが出来る人だと言えましょう。

例えば、アパレルのお店でお客様がなかなか商品を選べずに時間がかかっているとしましょう。すぐイラッとくる店員さんならば、内心、「なんでこのお客さんは、自分のことが決められないんだろう、早くさっさと決めてよ」と思っているかもしれません。しかしエゴレジの高い店員さんは、お客様の気持ちに寄り添うことができるので、「どれがいいかと迷いますよね」とそのお客様の気持ちをまず捉えて、その上で、お客様が似合うと思う商品を上手に勧めることが出来る人なのです。

先ほど、あげた航空会社のCAさんは、感情労働をしている人たちだと書きましたが、エゴレジの高いCAさんの場合は、いろいろな場所に行ってみたい、初めての土地に行って珍しい食べ物も試してみたいと思う気持ちが強いわけです。ですからお客様との会話や関わりを楽しもうとする気持ちも高く、長時間のフライトは苦痛ではなく、楽しい時間と捉えることができるはずなのです。

◆ダメダメ営業マンへのアドバイス

連日、足を棒にしてお店や会社を何十件も訪問しても、1件も契約が取れないダメダメ営業マンがいたとします。その場合、仕事がうまくいかないことが続くと誰だって、「自分は営業に向いていないのではないか」「何をやっても自分はダメダメ人間だ」と落ち込んでしまいます。そうした営業マンには次のことを実行していただきたいと思います。

それは、先輩から受け継いだマニュアルにのっとって製品を淡々と説明するやり方を一から見直し、新しい自分だけの説明戦略を立ててみることです。エゴレジがアップしてくれば、自ずと新しい自分だけのユニークな説明戦略をとることが可能になってきます。なぜならば、エゴレジの高い人は、相手に合わせた柔軟な対応がとても上手にできますし、好奇心も高いのです。ただ、言われた通りの営業をするのではなく、相手がどんなモノを欲しがっているのかというニーズに柔軟に合わせてあげることができるので、相手を「買う気にさせる」ことができるはずです。

柔軟な対応力を持つこと、それを鍛えることはちょっとした毎日の生活の中でも可能です。例えば、休日にどこかに行くという計画を立てたとき、あなたは次々と面白い計画を思いつくほうでしょうか。それとも人の立てた計画に従って自分のアイディアは出さないほうでしょうか？　エゴレジの大切な要素である柔軟なものの考えができるように鍛えるには、一つの計画だけではなく、いくつもの計画、それも人が考えないようなユニークな計画を思いつくようになったら、しめたものです。

◆仕事の効率化

仕事をしていると、与えられた仕事を、正確に短時間に終わらせることができるかどうかは、その人の能力を問われる重要な視点です。上司から頼まれた仕事が何日かかっても終わらないでいたある日、ついに上司から「この間、頼んだ資料、まだできていないのか」とあきれたように冷ややかに言われてしまったことってありませんか。そんなときは自分が嫌になって落ち込みますよね。また、机の端においてある、提出しなくちゃいけない書類を見るたびに「やらなくっちゃいけない……でも、まあ、今日はいいや……明日で」と先延ばしをしていると提出期限が過ぎてしまったなんて経験もありませんか。

こうした経験は、全て時間管理がうまくできていないことが原因であると、ビジネスマネジメントの達人たちは指摘しています。その達人の一人、佐々木正悟氏の『なぜ仕事が予定通りに終わらないのか?』によると時間が足りなくなって仕事が終らない原因として次の4つをあげ、具体的な解決策を提案しています。

①ムダにできる時間がないことに気づいていない

【解決策】 一日を1時間から3時間単位に分けてやるべき仕事内容（タスク）にかかる時間と、実際にかかった時間を記入する。そうすることで仕事の詰め込み過ぎを発見し、時間管理が上手にできるようになる。

②割り込み仕事や他人から頼まれた仕事を優先してしまう

【解決策】 途中で資料を作っているときに、「ファックスを送信してほしい」と言われ、仕事が中断したとしよう。そんなときは、そのファックス作業にかかった時間をタスクリストに記入しておき、次回にファックス送信の仕事にかかる時間を予想できるようにしておく。

③なかなか仕事に手をつけられず先送りを繰り返す

【解決策】 職場に着いたらまず、朝のメールチェックから始める人が多いが、そうしたあまり頭を使わなくてもいい作業は後回しにする。そして先送りにしがちな面倒な仕事を、最初にやってしまう習慣をつける。その際、そのやらなくてはいけない面倒な仕事の手順を書き出して視覚化しておくとよい。

④仕事を完璧にしようとするあまりに制限時間内に終わらない

【解決策】 全ての仕事を完璧にこなそうとすると時間ばかりがかかってしまう。例えば一週間に10個の資料を作成しなくてはいけなかった場合、全て完璧な資料にしようとすることはせずに、優先順位をつけてその順位に応じて資料の内容を作成してみる。

私たちは日々の生活の中で、やるべき仕事が多すぎて時間が足りない、だからイライラする……、という悪循環に悩まされています。ところがエゴレジが高い人が仕事をすると、仕事に対して柔軟に対応することができるのです。仕事に優先順位をつけて取り組んだり、先送りをしない、つまり時間管理を上手にやれているのです。私自身も、エゴレジを働かせながら毎日の仕事の中に、こうした時間管理を実践していけたらと強く思います。でも三日坊主になってしまい、うまくできるのかどうか不安になりますが、まずは試そうと思います。

2 子育て——しつけ上手になる

(1) お母さん、頑張って!

◆子育てはイライラの連続

子どもが小さいうちは、お母さんにとってはとてもストレスフルな状況が日々続きます。

私にも経験があります。生まれたばかりの赤ちゃんにおっぱいをあげるのは3時間ごと。昼も夜も

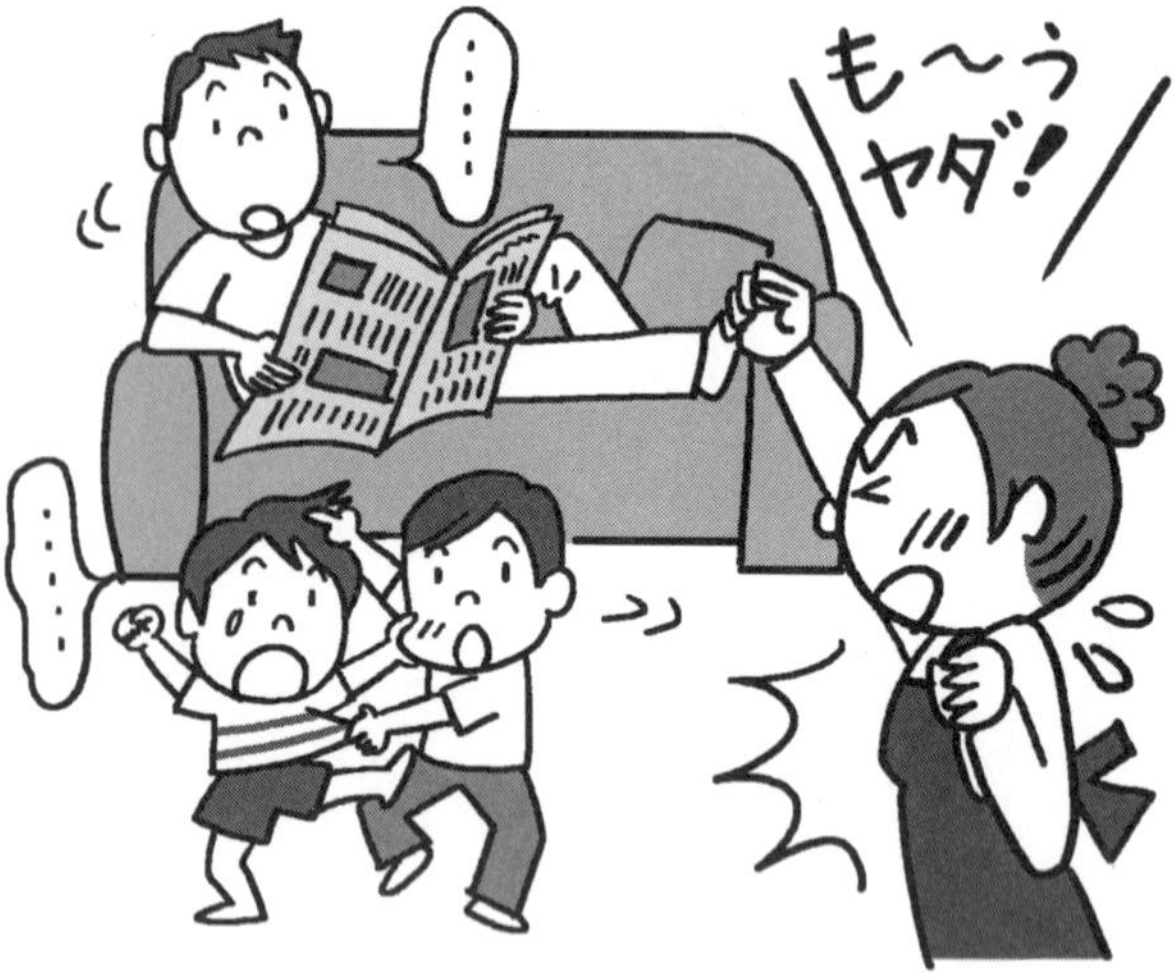

ありません。夜中でもお腹が空けば、赤ちゃんは泣き始めます。

子どもが園や学校に通い始めても、朝のお弁当づくりに始まり、洗濯やら掃除をしていたらあっという間にお迎えの時間……家に帰ってきたら、今度は習い事に連れていき、夕食の買い物。「今日は子どもたちの大好きなカレーライスを」と思っていると、きょうだいげんかが始まり、お母さんのイライラも最高潮に。

そんなとき、「ただいま～」と、パパがいつもより早く帰宅してきました。大変！ カレーつくらなきゃならないし……。ア～、早くしなくちゃ！ パパは何もしないで、のんびりソファーに寝転がって、新聞なんか読んでいるし……。

「も～う、ヤダ！」お母さんは大爆発。パパも子どもたちもキョトン……。

小さなお子さんのいるご家庭では、こんな感じの日って、きっと多いはずです。

まず、あなたの**子育て「イライラ」「後悔」チェックリスト**（次ページ）をしてみましょう。

次に、38ページの**「エゴレジ」チェック**で出していただいた、あなたのエゴレジ得点をもう一度思い出してみてください。そして、あなたのエゴレジ得点が「超低め」と「ちょっと低め」が「エゴレジ低群」、「まあまあ」が「エゴレジ中群」、「かなり高め」と「超パワフル」が「エゴレジ高群」ですから、あなたはどの群かを確認してください。その上で、次のコメントを読んでみましょう。


「イライラ」チェックでは、エゴレジ低群の得点は、他の2群に比べて高くなっています。これは、「エゴレジが低いと、子育てにイライラする傾向が強い」ということを示しています。そして「後悔」チェックにおいても差が見られ、子育てに自信が持てないと感じ、自分のやってきた子育てに後悔してしまう傾向が強いのは、エゴレジ低群でした。つまり、エゴレジが低いお母さんは、子育てにイライラすることが多く、後悔も多いことが分かります。その一方、エゴレジが高いと、そうしたことがあまりないというわけなのです。実際のところ、エゴレジ高群は「イライラ」得点も、「後悔」得点も低いのです。

さらに調査では「気分が沈んでゆううつなときがある」「心も身体も疲れ果てたと思うことがある」という項目も設定してあります。これらの項目に該当している人は、子育てによって、心身ともにかなり疲れ

子育て「イライラ」「後悔」チェック

◉お子さんと関わる日常生活の場面を思い出して（お子さんのいない方は想像して）、次の項目点数を入れてみてください。

　各項目について、「非常にそう思う」=4点、「かなりそう思う」=3点、「あまりそう思わない」=2点、「全くそう思わない」=1点、を記入し、「子育てイライラ得点」「子育て後悔得点」を出してください。

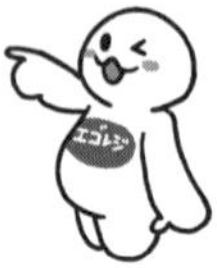

「イライラ」チェック

①子どもが言うことを聞かないとイライラする　（　　）
②疲れていると子どもに当たってしまう　（　　）
③子どもを褒めるよりも叱ることが多い　（　　）
④気がついたら子どもに小言を言っている　（　　）
⑤子どもがいると自分のやりたいことができない　（　　）

合計（　　　）点

「後悔」チェック

①私の子育ての仕方は間違っていたのかもしれない　（　　）
②子育てについて後悔することが多い　（　　）
③子育てに自信が持てない　（　　）
④子育ては私に向いていないと思う　（　　）
⑤子どもを生まなければよかったと思う　（　　）

合計（　　　）点

	〔子育てイライラ〕	〔子育て後悔〕
17点～20点……	超イライラ	子育て超後悔
11点～16点……	まあまあイライラ	まあまあ後悔
5点～10点……	のんびり子育て	満足子育て

子育てイライラ度

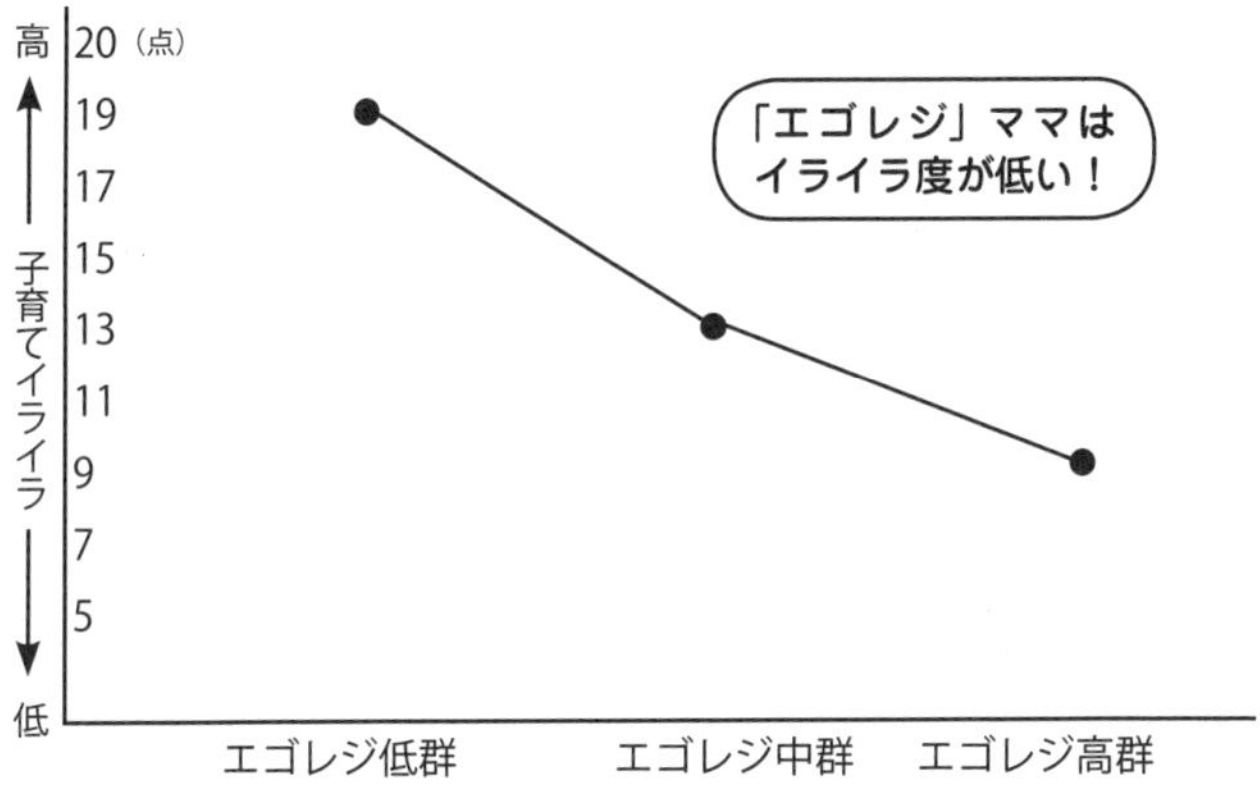

子育て後悔度

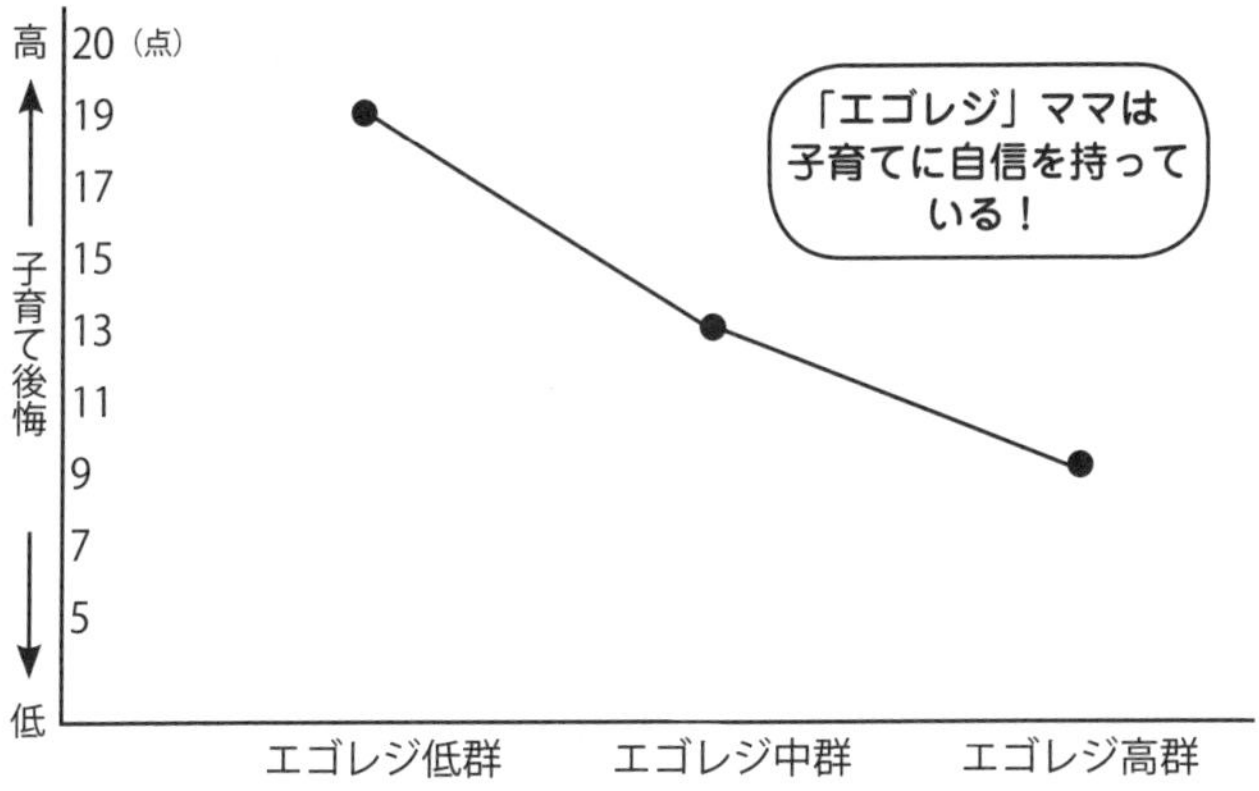

果てた状況であると言えます。

そしてこれらの項目でも、エゴレジが低い人の得点が高くなっていました。これはエゴレジが低い人は、「育児がうまくいかない」と気分が落ち込んでしまったり、「疲れたなあ」という疲労感、「なんとかしなきゃ」という焦燥感を強く感じる場合が多いことを示しています。

◆エゴレジママは叱り上手

さらに別の側面から、お子さんに対するお母さんの態度をチェックしてみましょう。あてはまる程度と点数、評価は、「イライラ」「後悔」と同じ採点方法で判断してください。

では、**「柔軟な養育態度」チェック**（次ページ）をしてみましょう。普段、子育てをしていると、決まった言い方や、やり方で子どもを叱ったりすることがほとんどです。ですから、親の子どもへの言葉かけや態度は変わることがありません。しかし、エゴレジの高い人は、そうしたことが上手であることが調査研究から分かっています。つまり、エゴレジの高い人は、子どもに対して臨機応変に対応できているということになります。

では、子どもの気持ちを変えるには具体的にどのようにすればよいのでしょうか？

「柔軟な養育態度」チェック

◉さらに別の側面から、お子さんに対する各項目の態度に点数を入れてみましょう。

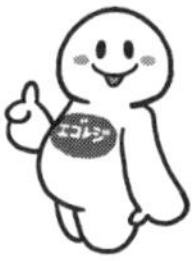

「非常にそう思う」　4点　「かなりそう思う」　3点
「あまりそう思わない」　2点　「全くそう思わない」　1点
その合計得点を出してみましょう。

①子どもが言うこと・することを見ていると面白いと思う	(　　)
②子どもの短所よりも長所に目が行くほうである	(　　)
③いろいろな工夫をして、子どもの気持ちを変えることが上手だ	(　　)
④子どもと同じレベルになって遊ぶことが好きだ	(　　)
⑤子どもを泣きやませるのが上手だ	(　　)

合計（　　　　）点

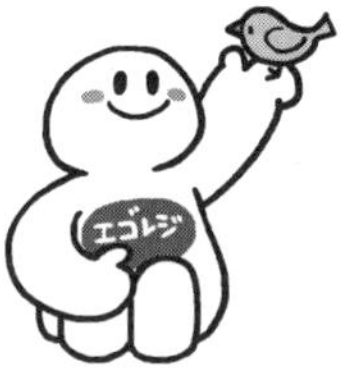

◉これらの項目では、子どもと関わることが楽しく、子どもと遊ぶことが好きであると思う項目が挙げられていますが、エゴレジの高い人は、いずれの項目でも高い得点を示していました。

例えば、お子さんがスーパーマーケットの入口に設置してある百円おもちゃを「どうしても買ってほしい！」と駄々をこね始めたとしましょう。あなたならどうしますか？

エゴレジの低いお母さんは、「もう……、いい加減にしなさい！　わがままな子ね！　ママは帰っちゃいますよ。もうウチの子じゃないから！」といった具合に、子どもを怒鳴って威圧するか、脅して言うことを聞かせようとしてしまいます。

ところがエゴレジの高いお母さんは、いろいろと工夫をして、子どもの気持ちを変えることが上手ですから、次のような態度を取ることになります。

「○○ちゃん、シーッですよ。お口にチャック」と声のトーンを下げて言います。そして、「よ〜くママの目を見て聞いてね。ちゃんと見ているかな？」と子どもが目を見ているかを確認。そして「これは今日は、買えないよ。おうちに同じようなものがあるでしょう」と言って、冷静に子どもに向き合います。

そして「さ、元気に歩いて、おうちに帰ろう！」と子どもの気持ちの切り替えを促します。

もちろんこれは一例ですが、エゴレジの高いお母さんは、親の都合で子どもを怒鳴りつけたりしません。ましては脅かしたり、威圧的に子どもに接したりしないのです。ダメなことは、ダメとしっかりメッセージを伝えますが、伝え方も静かに伝えることができます。

そのときの子どもの体調や心の状態をつかんだ上で、うまく子どもに働きかけをできるのが、エゴレジの高いお母さんだと言えるでしょう。

◆理想的な養育態度とは？

これまで**子育て「イライラ」「後悔」チェック**（160ページ）そして**「柔軟な養育態度」チェック**（163ページ）をやっていただき、エゴレジの高いお母さんは子育てが上手にできると説明してきました。しかし、具体的にはどのような養育態度をとることが理想なのでしょうか？　それを知るための項目が**「しつけ」チェック**（次ページ）です。

O群が多かった人は、お子さんに対してかなり厳しくしつける傾向があります。それに対してA群が多かった人は、どちらかと言えば、お子さんのやりたいことを優先させ、うるさく注意をしません。お子さんの好きなように生活させる傾向があります。

じつは、子どもをしつけるにあたっては、O群とA群のチェックが、各々ちょうど半分ずつくらい（3つ程度）入るのが理想的です。子どもに対して、あまりに厳しくしすぎても、子どもが萎縮してしまいますし、自由にさせすぎるしつけでも、わがままな子どもに育ち、基本的生活習慣をしっかり築く

「しつけ」チェック

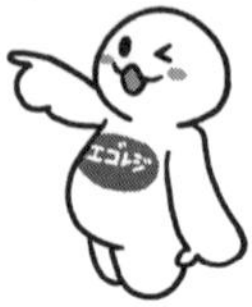

◉みなさんが普段、お子さんに対してとっている態度にチェック☑を入れてみてください。O群とA群では、どちらに多くチェックが入ったでしょうか。

【O群】

①子どもに対して「○○しなさい」と命令調で話すことが多い	□
②子どものやりたいことを「ダメ」と言って認めないことが多い	□
③あいさつやマナーについて厳しくしつけている	□
④子どものためにならないと思うものは与えていない	□
⑤言うことを聞かないと、叩いてしまうことがある	□
⑥あれはダメ、これはダメと禁止することが多い	□

【A群】

①子どもの好きなだけテレビ番組やビデオ・DVDを見せている	□
②寝る時間についてうるさく言わない	□
③食べ残してもあまり厳しく叱らない	□
④買ってと言われたら買ってしまう	□
⑤子どもがやりたいことをさせている	□
⑥子どものわがままを通している	□

ことが出来ないことになるでしょう。
バランスのよいしつけ――これが大切になるのですが、エゴレジの高いお母さんは、O群とA群、両方のしつけ方を上手に使い分けることができているのです。エゴレジは自分を上手にコントロールする力のことでしたから、それは子育ての場面であっても、力を充分に発揮できることになるわけです。

(2) お父さん、頑張って!

◆パパは柔軟に遊べる!

父親と母親、それぞれが子どもと遊ぶ姿をよく観察すると、その方法には違いがあることが分かります。

母親の遊びは「静的な」遊びが中心です。ブロック遊びやお絵かきといった、室内で静かに言葉を交わしながら遊ぶことが多いのです。

それに対し、父親は子どもを肩車したり、お馬さんごっこのように背中に子どもを乗せたり……と、

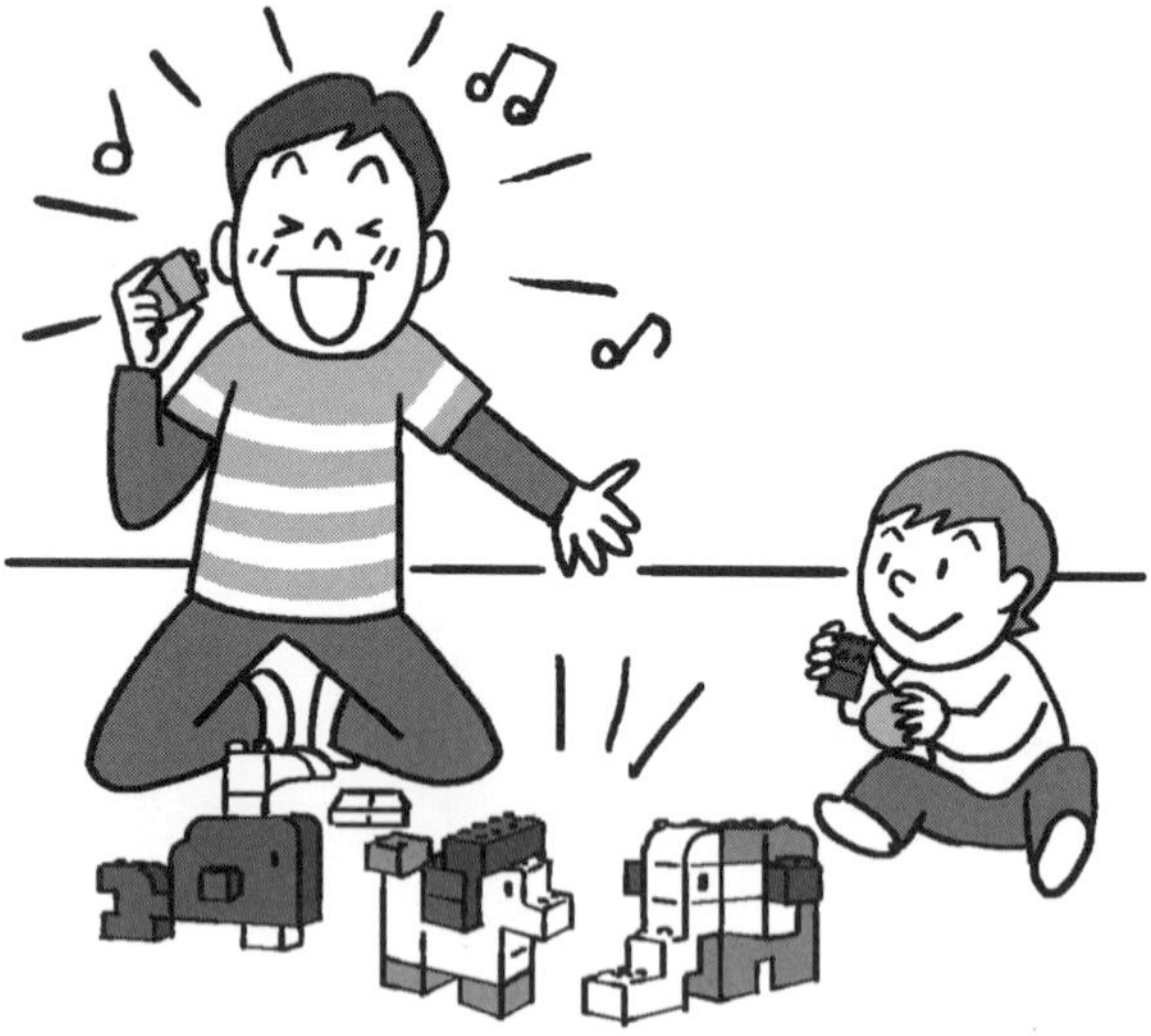

とてもダイナミックな遊びをします。また父親は、公園などに行っても、ただサッカーボールを子どもと蹴って遊ぶだけではなく、ちょっとしたアイデアを思いつき、独創的な遊びをする傾向があります。

つまり母親よりも父親のほうが、子どもに対して柔軟に接することができるという特徴があるのです。母親は子どもとすごす時間が父親よりもはるかに長く、「残さず食べなさい」「もう遅いから寝なさい」「忘れ物はしていないの？」といったように、生活全般において細かなことをしつける場面が多くあります。

一方、多くの父親は昼間はいないので、夜、お風呂に一緒に入ったり、休日に公園で遊んだりといった場面で子どもと接するのではないでしょうか。接する時間が短いからといって、父親が子どもに与える影響が少ないということはありません。むしろ、違った角度から子どもと接することによって、子どもの別のよさを引き出すことができるのです。例えば、「子どもが言うこと、することを見ているとおもしろいと思う」「子どもの短所よりも長所に目が行く」「いろいろな工夫をして、子どもの気持ちを切り替えることが上手」「子どもと同じレベルになって遊ぶことが好き」といった特徴が、父親と子どもとの関係を調査した研究から明らかにされてきています。つまり、子どもの個性に合わせた臨機応変で柔軟な接し方を、父親は得意としていると言えるでしょう。

エゴレジで大切な要素の一つに、「柔軟な対応」が挙げられます。何かについて考えるにあたって一つの方法だけではなく、いくつもの考え方を持つことを小さい頃からできるようになることは、エゴレジの高い大人になるためには、とても大切なことなのです。

第3章でも挙げましたが、駅に行くにも一つの道だけを毎日通るのではなく、ちょっと遠回りをしてでも、別の道を歩いてみる。桜の咲く遊歩道だけを歩くのではなく、○○公園の桜も見に行こうと子どもを誘って歩いてみる。そうしたら、公園ではバラのつぼみを発見したり、逆上がりの練習をしたりといった、いつもとは違う時間を過ごすこともできるでしょう。子どものエゴレジを鍛えるには、いろいろなアプローチの方法や考え方があることを、日々の生活の中で体験させることが有効だと言えます。

子どものエゴレジを高めるには、お父さんの出番がたくさんあります。父親が母親のように事細かな指示を子どもに出すのではなく、ドーンと構えたスタンスで楽しく子どもと遊び、関わることが大事なのです。ぜひ、お子さんと一緒にいろいろな路地散歩を、お父さんも始めてみてはいかがでしょうか？

◆親が輝けば子どももハッピー

最近のニュースを見ていると、親が子どもを虐待して殺してしまったという痛ましい事件が数多く報道されます。そして、そうしたことから、「今どきの母親たちは、子どものことを可愛いと思っていない」「子どもを育てる意識が希薄だ」といった母親批判が堂々となされています。

虐待をしてしまう親たちは、ほんの一部の親たちであって、それ以外のほとんどの親は一生懸命に子どもを育てています。もちろん、子どもをどう育てたらよいのかといった育児不安は常にあり、戸惑いも多いようですが……。

子育てをしていると、出口の見えないトンネルを、ただひたすら走っている、そんな気持ちにさせられるものです。いろいろな扉を叩いてみても開いてみても出口は見つからず、ひたすら走り続けている。今の若い母親たちは、マニュアル世代と言われています。困ったことがあればなんでもマニュアルを見れば、そこに解決方法が載っています。しかし、子育てには正解も不正解も、マニュアルもありません。だからよけいに困ってしまい、不安になるのです。

そして今、子育てをしている世代は、「自分探し」に忙しい人たちです。学歴も男女で異ならない平等主義の時代に育ち、会社に入ってもお茶くみではない、責任ある仕事を任されてきた人たちです。時間とお金があったOL時代は、海外旅行に行って好きなブランド品をたくさん買っていた、ゆとり世代でもあります。

そうした彼女たちが結婚し、親になってみたら、夫は仕事に忙しく、自分だけが子どものおむつ替えや家の掃除に追われる毎日。なぜ私だけが子育てなの？　なんで夫は今まで通りの仕事をして、飲み会に行って楽しそうにして帰ってくるの？　不公平じゃないの！　これが、今の若い世代の母親たちの本音なのではないでしょうか？

「私だって子どもがいなかったら、もっと輝いていたはず」「子どもがいることが悪いのよ。子育てで一生を終わりたくないわ……」「なんとかしなくっちゃ、このままでは大変なことになる」そんな焦りも感じながら、子どもと公園で遊ぶ母親もいるのではないでしょうか？　つまり、今の母親たちが模索しているものは「自分として輝くもの」のように思います。

しかし、人生が80年以上の時代になった今、子育て期というのは、たかだか20年くらいです。中年期をすぎても、まだ自分の時間は半分残されているのです。

お母さんが日々の生活をイキイキと送っているのか、それとも「育児がイヤだ」「ご飯づくりが面倒だ」「子どもの世話は大変だ」……と、ネガティブなことばかりを数え上げ、愚痴ばかりを口にする毎日だとすれば、その愚痴をそばで聞いている子どもは、どんな気持ちになるでしょうか……。

母親がネガティブになっていると、子どももネガティブになっていきます。親がポジティブになっていれば、子どももそうなっていきます。エゴレジがある親に育てられた子どもは、必ずエゴレジの高い大人に成長してくれるはずです。

クヨクヨ、イライラして毎日をすごすのではなく、本書でのテーマであった、エゴレジを鍛えることで、凹《へこ》まずメゲない自分、しなやかな自分になることを心がけてください。そうすれば、子どもや家族にもきっとそれが伝播《でんぱ》していき、いつの間にか「ハッピー家族」になることができているでしょう。

3 子ども――エゴレジを育てる

(1) 子どもにだってストレスはある

私たち大人と同じように、子どもたちも、毎日の生活の中でさまざまなストレスにさらされて生活しています。

例えば、幼稚園や保育所、小学校で仲間はずれにされてしまったり、いじめの対象になってしまったりしていることは、子どもにとって大きなストレスであり、苦痛をともなう経験であることは言うまでもありません。そうした極端な例でなくても、先生のことが苦手であったり、不得意な教科やテーマがあったりすれば、やはりそれは子どもにとってストレスとなります。また、学校や習い事だけではなく、家庭での環境がストレスの原因になることもあります。

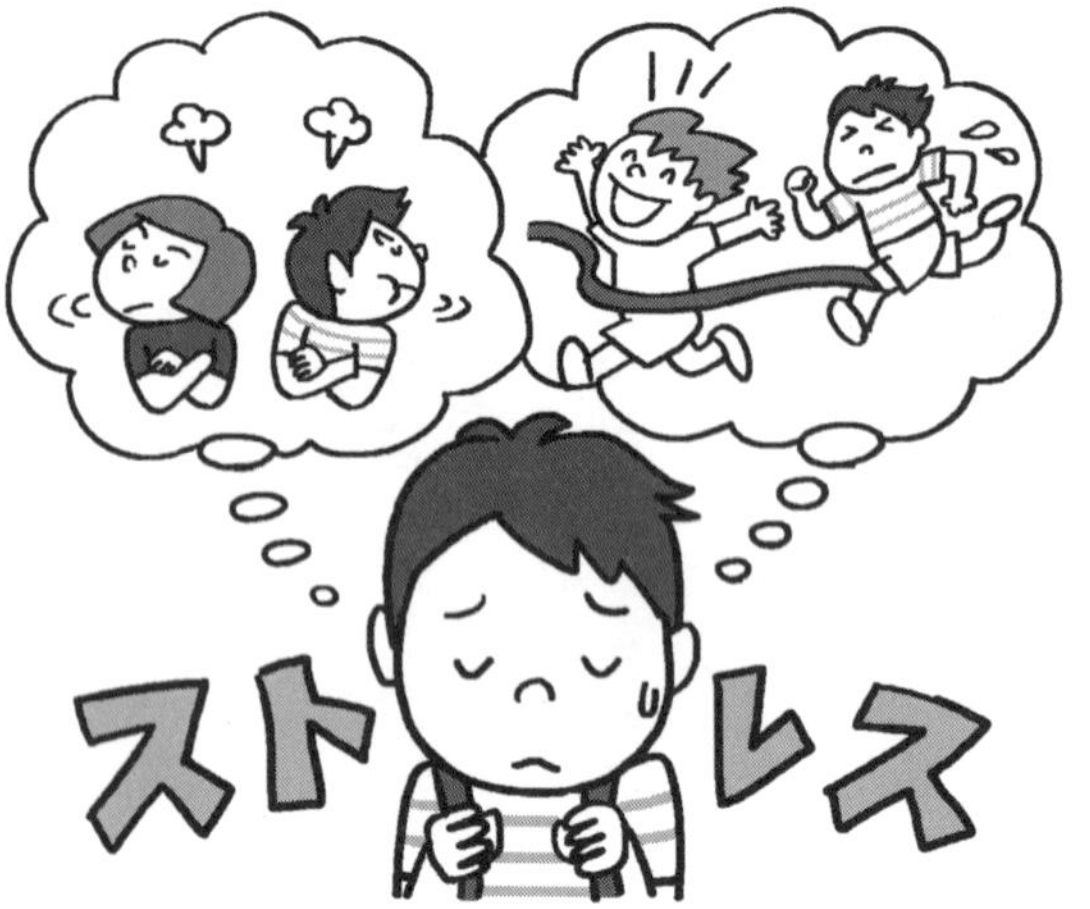

子どものレジリエンスを研究していた高辻千恵が、子どもはどのようなことにストレスを感じるのかについて報告しています。1位は「友達とけんかをする」、2位が「友達との競争で負ける」、さらに「自分のルール違反を皆から指摘・非難される」「自分の意見や注意を相手に聞いてもらえない」と続きますが、そのほとんどは、友達関係に関するものとなっています。

「友達関係」とは要するに「社会性」のことです。それまでは親に守られていた家庭環境から外の社会に踏み出し、「他者」と出会います。そこで子どもたちは「自分だけ」ではなく、「いろんな人がたくさんいる」ということを学ぶのです。友達から容赦のない言葉を浴びせられたり、言い争いをしたりする中で、時に笑いながら、時に泣きじゃくりながら、子どもは自己主張の仕方を学び、人とうまくやっていくスキルの基礎を築いていくのです。

「人生は、そんなにうまくいくことばかりではない」ということは、私たち大人は痛いほど骨身にしみています。そうした辛さ、しんどさ、生きにくさの中でも、それに屈することなくしなやかに対応し、前向きとは言わずとも、せめて後ろ向きにはならずに人生を歩んでいける強さ――こうしたことを子どもに教えることは、子育ての大切な目標です。

たくましく生きていくには、エゴレジをアップしていくことが望ましいことは、本書でずっと述べてきました。子どもにたくましく育っていってもらうためにも、エゴレジを鍛える子育てを実践してほしいと思います。

◆エゴレジの高い子どもはどんな子ども？

もちろん子どもにも、エゴレジはあります。まずは**「子どものエゴレジ」チェック**（次ページ）してみることにしましょう。日常生活の場面で子どもがとる行動が書かれていますので、あなたのお子さん、あるいは幼かった自分のことを思い浮かべて、当てはまる項目にチェックを入れてみてください。

いくつの項目にチェックが入ったでしょうか。普段の幼稚園・保育所、学校生活でよく見かける場

「子どものエゴレジ」チェック

◉あなたのお子さんのあてはまる項目に
チェック☑を入れてください。

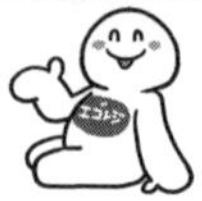

①友達におもちゃを取られても大泣きせず、別の遊びをはじめられる □

②友達にひどいことを言われても平気で、気にした様子があまりない □

③叱られて泣いても、しばらくすると普段の様子に戻る □

④初めての食べ物にも興味を示して食べてみたいと言う □

⑤食べ物の好き嫌いが少ない □

⑥一つの遊びだけにこだわらず、いろいろな遊びに興味を持っている □

⑦鉄棒や跳び箱など、危ないと思われる活動にも積極的に取り組む □

⑧新しい環境（クラス替え・習い事）にもすぐなじんで友達ができる □

⑨今までやったことがない行事や遊びにも、ためらわず参加できる □

⑩遊びのルールを自分で考えたり自分で新しい遊びを思いつく □

⑪自分ができないことがあると、親に声をかけて助けを求めてくる □

⑫じっと人の話を聞いていられる □

⑬順番を守って友達と遊ぶことができる □

⑭友達とけんかになっても、仲直りが早い □

⑮友達が困っていたり泣いていると、なぐさめてあげる □

⑯おもしろいことを言って友達を笑わすことが多い □

面ばかりですが、チェックが多く入った子どもほど、エゴレジは高いと言うことができます。現時点ではチェックが多く入らなかったとしても、心配はいりません。そうであれば今度は逆に、それぞれの項目の内容を心がけていけば、エゴレジの向上が期待できるからです。

第2章でも説明しましたように、エゴレジというのは、ストレスに直面したときに、その場に合わせて乗り切っていこうとする力です。したがって、ちょっとした、凹んでしまう、メゲてしまう経験に遭遇しても大きく落ち込むことなく、気持ちをうまく回復させていくことができるということでした。

大人と同様に、子どものエゴレジもまた、友達とけんかをしたときや先生や親から怒られたとき落ち込んでしまっても、その状態から立ち直って気持ちを平常な状態に戻すことができる力のことを言います。子どもは自分の気持ちをうまく表現できないので、大泣きすることがよくありますが、泣いたとしても、しばらくすれば泣きやんで、元の状態に戻ります。気持ちの切り替えが上手な子どもは、何事に対しても好奇心が旺盛で、新しいことにも抵抗を感じることなく取り組むことができます。さらに自分の好きなこと、例えば折り紙とか粘土細工などにもじっくり取り組めるので、気持ちが穏やかな子どもに成長します。

このように見てくると、エゴレジの高い子どもは、凹んでしまってもメゲてしまっても、すぐに立ち直り友達とも上手に遊び、物事への集中力もあり、やる気もあるということが言えそうです。「ウチの子どもも、そんなふうに育ってほしい！」と思うのが親心です。そこで、次に、エゴレジの高い子どもの育て方について、一緒に考えていきましょう。

（2）子どものエゴレジを高める方法

◆子どもを褒める

親は子どもがいい子になってほしいと思うと、ついつい怒って注意してしまいますよね。しかしそれがかえって逆効果の場合もあるのです。特に子どものエゴレジを高めるには、親が普段から子どものちょっとした頑張りに気づき、それを褒めてあげることが、とても大切です。子どもは親、とりわけお母さんのことが大好きです。大好きなお母さんが自分のことに関心を持って、認めてくれている。頑張れと応援してくれているということが子どもに伝わると、子どもは自信が持てるようになるのです。その結果、何事にもチャレンジしてみようとする気持ちが生まれ、それがエゴレジを育てることになります。では、あなたの**「褒め方」チェック**（次ページ）をしてみましょう。

「褒め方」チェック

◉あなたは、普段の生活で次のことをどの程度言っていますか？
（　）の中に点数とその合計点を入れてください。

全く言わない（しない）＝1点

あまり言わない（しない）＝2点

時々言う（する）＝3点

よく言う（する）＝4点

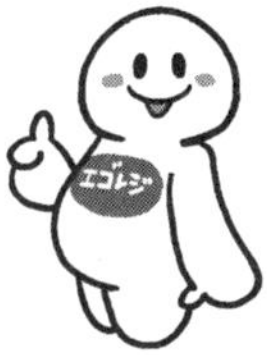

【A】

①「えらかったね～」「すごいね～」と子どもに言う	（　　　）
②子どもがお手伝いをしてくれたとき「わ～助かった、うれしいな～」と言う	（　　　）
③子どもの頭をなでてやったり、抱きしめたりする	（　　　）
④「よく頑張っているね」とか「頑張ったね」と声をかける	（　　　）
⑤子どもに「ありがとう」と感謝の気持ちを伝える	（　　　）
合計（	）点

【B】

①「早くしなさい」と子どもを怒ってしまう	（　　　）
②子どものやることに頭にくると、つい叩いてしまう	（　　　）
③「～ちゃんに比べてあなたはダメな子だね」と比較する	（　　　）
④「～しないと～してあげません」などの条件を子どもに出す	（　　　）
⑤「いつもあなたは○○だね」とクドクド叱る	（　　　）
合計（	）点

いかがでしたか？

Aは、お子さんを褒めているかどうかをチェックする項目です。Bは、ついつい子どものことを怒ってしまい、小言を言ってしまう程度をチェックする項目です。

この得点の高い低いによって、親のタイプを分けることができます。それぞれのタイプの特徴を次に示しますので、自分を知る手がかりとしてください。

Aが15点以上、Bが15点以上 → **気まぐれタイプ**
Aが15点以上、Bが14点以下 → **褒め上手タイプ**
Aが14点以下、Bが15点以上 → **けなし屋タイプ**
Aが14点以下、Bが14点以下 → **無関心タイプ**

気まぐれタイプ

このタイプの親は、子どものことを褒めるのですが、叱りもする傾向があります。そして、こうした親は、感情の起伏が激しい場合が多く、イライラして、時には子どもに当たってしまう場合もあるようです。

子どもの側からすると、同じことをしていても、あるときは褒めてもらえるのに、あるときは叱られてしまうので、どう行動すればいいのか戸惑ってしまうことになります。そのため、なるべく叱られないように、その日の親の機嫌をチェックして自分の行動を決めるようになります。その場の雰囲気に合わせて自分を使い分け、ウソをついてでも言い逃れをしようとすることもあるでしょう。

ずっと親の気まぐれな態度に接していると、子ども自身も気まぐれで落ち着きがなく、情緒不安定になりがちです。まずは親自身が気持ちを落ち着かせ、冷静に子どもを叱るように心がけましょう。そして、子どもの悪い点を叱るばかりでなく、いい点を一つでも多く見つけて褒めてあげましょう。

褒め上手タイプ

わが子のちょっとしたよい点に気づき、それをさりげなく子どもに言うことはとても大切なことです。親から褒められるという体験を多く持って育った子どもは、自分のやっていることに自信を持ち、何事にも積極的に取り組もうとする力をつけていきます。

お母さん（お父さん）は自分のいいところを分かってくれている。弱いところも知ってくれているという安心感が生まれると、情緒が安定した穏やかな子どもに成長していきます。もちろん、褒めるだけでは子どもはうまく育ちません。善悪の判断を間違っているときには、子どもとしっかりと向き合って、叱る必要があります。「三つ叱って七つ褒める」という格言は、しつけの適切な割合を示している表現です。しっかり叱ってその分多く褒めてあげる。たくさん褒めるには多くの時間をわが子と接し、観察する必要があります。

子育てには時間もかかるし努力も必要です。焦らずマイペースで、子どものよい点に目を向けながら、子どもの成長を温かく見守っていきましょう。

けなし屋タイプ

褒められる経験が少ない環境で育った子どもは、何をするにも自信が持てなくなってしまいます。せっかく一生懸命に練習し、水泳教室の進級テストに合格したのに、親からは「○○ちゃんはもう△級に合格したんだってよ。一緒に始めたのになんであなたはダメなんだろうね。運動神経がよくないんだね」などと言われたら、子どものやる気は一気に失せてしまいます。「どうせ頑張ったってお母さんはちっとも褒めてくれないんだから努力してもムダだ」「お母さんが言うように本当に運動神経が悪いんだ！　だから何の運動をしても、どうせダメに違いない」と思い込むようになります。やっていることに自信が持てないと、自分の意見があっても言い出せないような、内気な性格の子どもになる傾向があります。

よその子と比較したくなったときはグッとがまんをして、「頑張っているね。泳ぐフォームがとっても良くなってきたね。ビックリしたわ」と、わが子のいいところを見つけて褒めることを心がけましょう。

無関心タイプ

最近、子どもが頑張ってやったことに気づこうとしない「無関心タイプ」の親が増えてきています。これは、親自身が人間関係に悩んでいたり、仕事や趣味に忙しく、子どもに関心を持つ心の余裕を持てなくなってきたことが一因です。

このタイプの親に育てられた子どもは叱られ体験が少ないので、先生や友達から注意を受けると、そのひと言に深く傷つくことがあります。親だけにはその傷ついた心を分かってほしいと思っているのですが、親はそのサインに気づいてくれません。だから友達と大げんかをしてみたり、家に引きこもったりして親を困らせ、自分に関心を向けてもらおうとするのです。そうなる前に子どものサインに気づき、愛情を持って子どもと向き合えば、親の願いはしっかりと伝わるはずです。

自分の子どもを育てるのは自分しかいないという自覚を再確認し、子どものいい点、悪い点をしっかりと見極める目を養いましょう。ちょっと難しそうに思えますが、要は簡単です。毎日、子どもとたくさん遊び、たくさん話をして子育てを楽しめばいいのです。

◆たくさん遊ばせる

子どもの目は、いつもキラキラしていますよね。まん丸の目で、ジーッと大人を見つめています。子どもの目の輝きを見ていると、子どもに決してウソをついてはいけないという気持ちにさせられます。そして子どもは起きている間中、何かおもしろいことはないか、楽しいことはないかと活動しています。子どもの生活の中心は「遊び」です。世界で初めての幼稚園をつくったドイツのフレーベルは著書『人間の教育』の中で、次のように述べています。

「力いっぱいに、また自発的に、黙々と、忍耐強く、身体が疲れきるまで根気よく遊ぶ子どもは、また必ずやたくましく、忍耐強く、他人と自分の幸せのために献身的につくすような人間になれる」

この言葉からも分かるように、子どもは遊びを通じて、生きていく上で必要となる忍耐強さ、たくましさを学び取ることができるのです。そう考えると、エゴレジの高い子どもに育てるには、子ども時代にしっかりと遊ぶだけ遊ぶ、疲れきってヘトヘトになるまで遊んで一日を終える……そんな生活を子どもにさせることが必要なのだと思います。

ところが現代の子どもたちは、水泳やピアノ、ダンス教室に英語塾……と習い事に忙しく、外で走り回って遊ぶことが本当に少なくなってしまいました。お友達と遊ぶといっても屋内でゲームをやったりマンガを読んだりと、外で群れをなして遊ぶという、本来の遊びの意味が失われてきてしまっています。

子どもの成長は「遊び」にあるということをもう一度考え直し、ぜひ、近所の子どもたちも交えて遊んであげてください。一日の終わりには遊び疲れ、夕飯の頃には居眠りをしているような子どもは、幸せな子どもだと思います。そんな遊び中心の毎日の中で、子どものエゴレジは育っていくのです。

◆子どもの好奇心を刺激する

2〜3歳の子どもは、すぐに大人に向かって「なぜ?」「どうして?」と聞いてきます。そんなとき、親はつい「うるさい!」といってしまいがちなのですが、それを繰り返していると、子どもは「なぜ?」と尋ねるのをやめてしまいます。「お母さんはうるさい、しつこいって言うから、こんな質問をしてはいけないんだ。だからもうやめておこう……」と思うようになります。実は、子どものこの「なぜ？」に積極的にかかわり、答えてあげることが、子どもの好奇心を育み、エゴレジをアップさせることにつながるのです。

分からないときは一緒に、辞書や図鑑を使って調べてみましょう。そんな親の姿を見て育つと、疑問に感じて分からないことがあったら、「調べてみよう」という態度を、子どもはいつの間にか身につけてきます。知れば知るほど興味の世界は広がっていくでしょうから、さらに好奇心も広がっていくのです。

◆子どものやる気を引き出す

どんなことにも興味を持って、成長していってもらいたい――親は、子どもに大きな期待を抱くものですが、その子どもの「やる気」は親次第です。次ページにあげるのは、子どもの好奇心とやる気を引き出し、伸ばしていくにはどうすればよいかについての**「子どものやる気を引き出す」チェック**①②（次ページ）です。

「子どものやる気を引き出す」チェック①

【Q1】

◉以下にお子さんの性格や態度をチェックする項目を挙げています。あなたのお子さんの様子は、AとBのどちらに近いでしょうか？

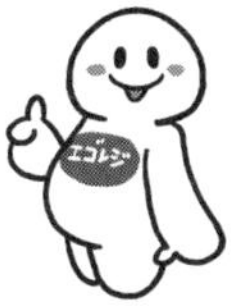

A	非常にA	少しA	少しB	非常にB	B
お手伝いを自分から進んでする	4	3	2	1	こちらから言わないとやらない
なぜ？　どうして？とすぐ聞いてくる	4	3	2	1	そうした質問はしてこない
泣いてもすぐに機嫌が直る	4	3	2	1	一度泣き始めるとずっと泣いている
図鑑などで調べるのが好き	4	3	2	1	図鑑などに関心を示さない
頑張りやである	4	3	2	1	すぐにあきらめてしまう
嫌がらずにお稽古に行く	4	3	2	1	行きたくな〜いとダダをこねる
元気がよく目がキラキラしている	4	3	2	1	物静かで元気がない
自分で「やってみたい」と言う	4	3	2	1	自分からやりたいと言い出さない

合計（　　　　　）点

◉合計点を出してみましょう。

「子どものやる気を引き出す」チェック②

【Q2】

◉以下にあなたのお子さんへの対応や、ご自身のことをチェックする項目を挙げています。普段のお子さんへの対応はCとDのどちらに近いでしょうか？

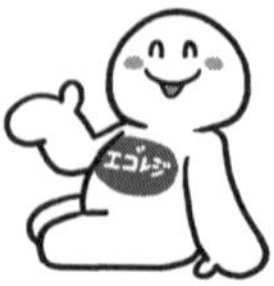

C	非常にC	少しC	少しD	非常にD	D
子どもの長所を3つ以上挙げられる	4	3	2	1	子どもの長所より短所が思い浮かぶ
子どものことを褒める	4	3	2	1	子どものことは褒めない
○○をやりたいと子どもが言い出せばさせている	4	3	2	1	○○はダメと禁止することが多い
子どもの目を見て話すようにしている	4	3	2	1	特に子どもの目を見て話をしていない
大丈夫よ！　という表現を使う	4	3	2	1	大丈夫よ！　と言う表現は使わない
自分には夢中になれることがある	4	3	2	1	自分には夢中になれることがない
インターネットや本で調べることが好き	4	3	2	1	インターネットや本に関心がない
忙しくても、子どもの話を聞く	4	3	2	1	「後でね」と言って、子どもの話を聞かない

合計（　　　　　）点

◉合計点を出してみましょう。

合計点はいかがでしたでしょうか。
Q1が21点以上、Q2が21点以上→「親子でやる気充実」タイプ
Q1が21点以上、Q2が20点以下→「もっと伸びるはず！」タイプ
Q1が20点以下、Q2が21点以上→「からまわり」タイプ
Q1が20点以下、Q2が20点以下→「厳しすぎるかも……」タイプ

「親子でやる気充実」タイプ

とても上手にお子さんのやる気を引き出せているようです。お子さんは、すぐに「なんでなの？」と尋ねてきたり、図鑑で調べてみようと思ったり、好奇心が旺盛です。子どもの「なぜ」に対して親が丁寧に対応し、説明してあげることが、お子さんのやる気と好奇心を育てていきます。

親がお子さんの長所に目を向け、それを褒めてあげることはとても大切です。また、お子さんはとっても頑張り屋さんですから、親はあまりお子さんのことで苦労しなくてすんでいます。大人の目から見た「いい子」だからです。

しかし、頑張りすぎて息切れしてしまったり、うまくできないとお母さんに怒られるのではという不安も高い場合があります。失敗しても、温かくそれを受け入れ、「心配しなくて大丈夫だよ」と勇気

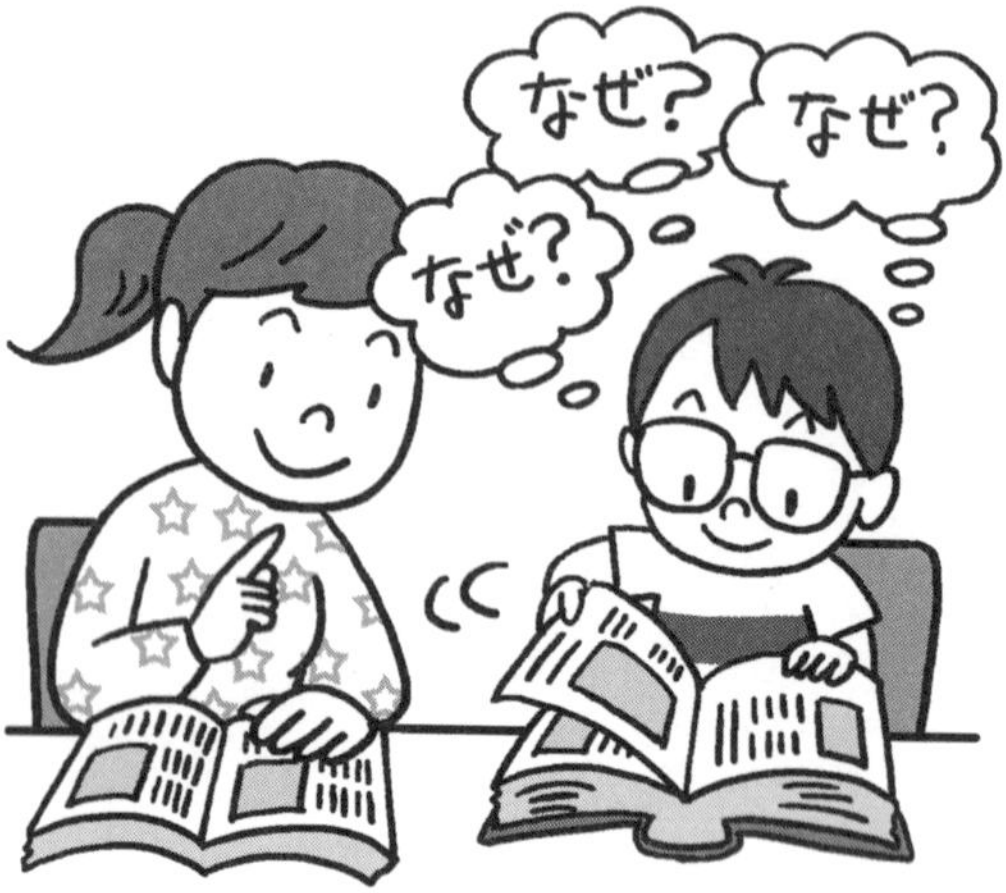

づけてあげてください。そうした温かい対応があれば、お子さんはさらにやる気を出して頑張っていくはずです。

「もっと伸びるはず！」タイプ

お子さんは好奇心が強く、何事にもやる気を見せているのですが、親はその様子に気づいていないようです。「この漢字はなんて読むの？」とか「なんでこうなるの？」と忙しいときにかぎって子どもは質問してきます。「忙しいから後でね」と言ってしまい、答えるタイミングを逃すと、子どもは「もうお母さんやお父さんに聞くのは、や〜めた」と、だんだん尋ねてこなくなります。

こうした親の対応は、せっかくのお子さんのやる気の芽を摘んでいる可能性があります。ですから、子どもが分からないことを聞いてきたときには、仕事の手をちょっと休めて、子どもの「なぜ？」に答えてあげましょう。そして、親も分からない難問だったら、お子さんと一緒になって楽しみながら、図鑑やインターネットで調べてみることをお勧めします。親が真剣な関わりをしているうちに、お子さんのやる気は本物になっていくはずです。

「からまわり」タイプ

このタイプの親は、とてもお子さん思いの頑張り屋さんです。お子さんのいいところを積極的に認め、褒めてあげています。ところがお子さんは、お母さんの「頑張れ！」コールにうまく応えられずに、時々ストライキを起こし、大泣きをしたり駄々をこねたりして見せます。「頑張れって言われても、できないよ……」と訴えているのです。つまり親の期待が高すぎて、お子さんはちょっとウンザリ……、やる気も出ない状態です。

まず、多くの頑張りを子どもに求めすぎていないか、親自身が見直してみましょう。例えばお手伝いを子どもに頼む場合、具体的な課題を一つ頼み、毎日それを持続できるようにさせましょう。そして、それを自らできるようになったら、大いに褒めてあげてください。一つの課題を達成できた喜び、それを褒めてもらえた喜びを味わうと、やる気がどんどん湧いてくるはずです。

「厳しすぎるかも……」タイプ

お子さんと親との関わりに、見直しが少し必要なタイプです。お子さんはどちらかと言うと物静かで引っ込み思案、自分の思っていることも言い出せないタイプです。そうしたお子さんに対して、厳しいしつけ、例えば「絶対、○○をしてはダメよ」とか、体罰を与えるようなしつけは禁物です。子どもは親から怒られたくないので、かえって自分のことを言い出せなくなってしまいます。これではやる気など湧くはずがありません。

活発な子どもが、必ずしもやる気があって伸びるわけではありません。親はお子さんのよさに気づき、そのよさを根気強く褒めてあげてください。そうするうちにお子さんは、自分のやっていることに自信が持てるようになってきます。そうしたらしめたもの。お子さんは、いろいろなことにチャレンジし、やる気を示すようになっていきます。

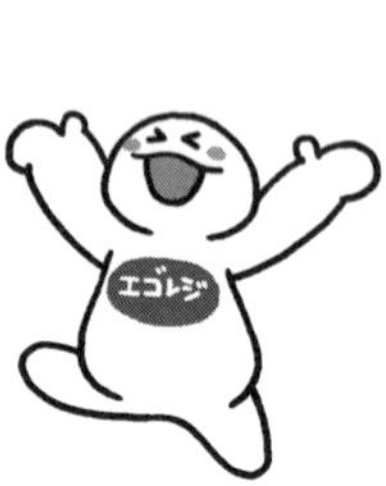

4

学生――就活を乗り切る力

◆今どきの学生は疲れている

この本を手に取って読んでくださっている方の中には大学生も多くいらっしゃると思います。世間では、大学生は自由な時間があって好きなことが出来る気楽な人たちといった印象を持たれています。お金はないけれど時間と自由がある。寝たいときに寝て、起きたいときに起きて大学に行き、ちょっとだけ勉強して、夜はアルバイトか恋人とデート。実にお気軽な人たちに見えます。

ところが日々、学生たちと接していると、彼らは彼らなりにいろいろなことに悩んでいますし、身体の不調を訴える人が多いことにびっくりします。若いから元気という方程式は今の若者には当てはまらないのです。頭痛……体がだるい……よく風邪をひく……といったことを理由に授業を休む学生がかなりいるのが実情です。それはなぜなのだろうか? と考えてみると、勉強よりもバイトに熱心になりすぎていることがその原因の一つだと思います。「授業を休んででもバイトには行かないと」と思っている学生もいます。

例えば、大学生が気軽にできるバイトに飲食業があります。彼らは夕方からシフトに入って夜の11時ごろまで店で接客にあたり、夕食は店のまかないで終わらせ……家に帰宅したらすでに0時を過ぎていた。結果的に寝るのが遅く、朝、起きられずに大学の授業はさぼる……。バイトと大学での勉強とどっちが大切なのか……本末転倒だと思うのですが、彼らに言わせれば「両方が大事だ」とのことです。

大学生に自分の辛い経験や思いを書いてもらったところ、多くの学生が「バイト先で怒られた、お客様への会計を間違えて失敗した」といった経験を挙げていました。「大学の成績が悪く悩んでいる、落ち込んだ」というような勉強に関する悩みや落ち込み体験は大学生には少ないことは、残念な結果でした。おそらく、バイトという体験は大学生にとって初めての社会経験であり、「お金をもらう以上、一生懸命にやらなくては」という責任感もいだいているのだと思います。バイト先で失敗をすれば、責任者から当然、叱られます。今の多くの若者たちの父親はかつての父親のように厳しくなく、母親がガミガミと小うるさい、といった親に育てられてきています。だからズバッと厳しく怒られる経験は彼らにとって初めての社会経験になるわけです。

◆自分のよさが分からない学生たち

そうしたバイト生活を中心にお気楽な生活をしているように見える大学生が直面する一番大きな壁は、「就職活動」いわゆる「就活」です。就職活動は、大学3年生の終わりごろから本格化します。エントリーシートでは自分の良さをアピールすることが求められることになります。どんな点が自分の長所なのか？ すぐれている点なのか？ 人にはまねできない点にはこんなことがあると、アピールして少しでも人と違う自分を売り込む必要があります。しかし、アピールポイントが見つからないと多くの学生は悩んでいます。自分が分からない……自分のよさが分からない……先生教えてください……と研究室にやってくる学生も結構いるのです。

ここで「**アイデンティティー（自分らしさ）の確立」チェック**（次ページ）をしてみましょう。中学生から大学生の世代を心理学では青年期とよんでいます。この青年期後期にあたる大学生は、自分は「今後、どのように生きていけばよいのか」「どんな職業が自分にあっているのか」といった自分についての問題に直面します。その自分探しの時期について20世紀の高名な心理学者のエリクソンは、アイデンティティーという概念を提唱して説明しています。そしてこのアイデンティティーの考え方を受けて、

「アイデンティティーの確立」チェック

◉では、ここであなたがアイデンティティーをどの程度確立できているかをチェック☑してみましょう。

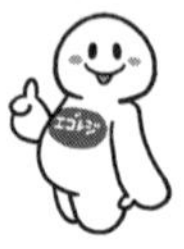

【現在の自己投入】

(　　) ①私は今、自分の目標を成し遂げるために努力している。

(　　) ②私には、打ち込めるものがある。

(　　) ③私は、自分がどんな人間で何を望み、行おうとしているか分かっている。

(　　) ④私は、「こんなことをしたい」という確かなイメージをもっている。

【過去の危機】

(　　) ①私はこれまで自分について自主的に重大な決断をしたことがある。

(　　) ②私は自分がどんな人間なのか、何をしたいのかということを、これまでに真剣に迷い考えたことがある。

(　　) ③私は、親や周りの人の期待にそった生き方に疑問を感じたことがある。

(　　) ④私は以前、自分のそれまでの生き方に自信が持てなくなったことがある。

【将来の自己投入への希求】

(　　) ①私は一生懸命打ち込めるものを積極的に探し求めている。

(　　) ②私は自分に合った環境を追求していきたい。

(　　) ③私は自分がどういう人間であり、何をしようとしているのかを、今、 真剣に考えている。

(　　) ④私には自分がこの人生で何か意味のあることができると思っている。

◉「現在」「過去」「将来」のチェック欄に3つずつ入った人は、アイディンティティーが確立していると思います。バラツキがある人は、どの欄にもチェックが多く入るようにしていきましょう。

（加藤の「同一性地位判別尺度」（1983）を分かりやすく小野寺が改変しています）

心理学者グロテヴァントは自分にはどのような職業が向いているのか、そしてその答えを探しながら職業を決定できることは、青年にとって重要な問題であると述べているのです。つまり、今の大学生が3年生後半から4年生の時期に「就活」をすることが、アイデンティティーの確立を促す大きなチャンスであると考えられるわけです。

◆あなたの「アイデンティティーの確立」チェックはいかがでしたか？

やってみてお分かりになったかもしれないのですが、アイデンティティーというのは、今の自分だけではなく、過去に自分のことをどれだけ考えてきたのか、そして将来の自分をどのように考えているかも含まれていることが分かります。つまり昔と今、そして将来にわたって自分の生き方、ありかたを模索しているかどうかがアイデンティティーに含まれる考え方なのです。過去には頑張っていたけど今は、どんな生き方をしたらいいのか分からないというのではなく、連続性・持続性が大切だということになります。

畑・小野寺は加藤の尺度（**「アイデンティティーの確立」チェック**）に基づきながら男性394名、女性219名、右の合計で613名の大学生のアイデンティティーのタイプを分類しました（2013）。

職業決定明確度の分布

まったく分からない
はっきり決まっている
エゴレジが高いよ！
34人
131人
まだ、はっきりしない
126人
608人の職業決定明確度分布
165人
152人
エゴレジ
してみたい仕事ならある
だいたい決まっている

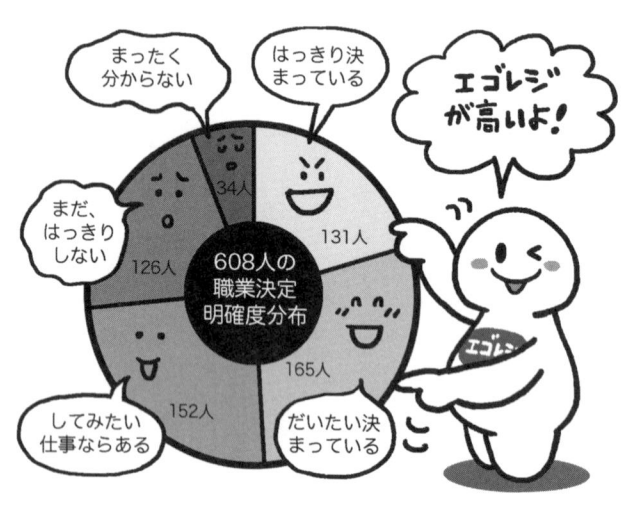

（畑・小野寺作成）

その結果、アイデンティティー達成の大学生（過去に危機を経験した上で、現在は自分の目標に向けて自分を打ち込んでいる状態）、モラトリアム大学生（現在は目標に向けて打ち込む傾向は低いが、将来に何かを求めようとしている状態）、権威受容大学生（過去に迷ったりする経験がないままに、現在は打ち込む目標を見つけている状態）、そしてアイデンティティー拡散の大学生（今もそしてこれからも自分が打ち込めるものがない状態）の4タイプを見いだしています。

さらに畑・小野寺は、このアイデンティティーの4タイプと将来の自分の職業への明確度について検討しています。

その職業の明確度はつぎのような質問の仕方から明らかにしています。

「あなたは、近い将来就きたい職業が明確になっていますか」と尋ね、それに対し「まったく分からない」「まだ、はっきりしない」「してみたい仕事ならある」「だいたい決まっている」「はっきり決まっている」の5段階で尋ねています。この結果は、**「職業決定明確度の分布」**（前ページ）に示してあるとおりです。

その結果、将来の職業をしっかりと決めているという傾向が一番高かったのは、アイデンティティー達成群、一番低かったのはアイデンティティー拡散群でした。また、エゴレジとアイデンティティーの関連も検討してみたところ、エゴレジ得点が一番高かったのはアイデンティティー達成群、低かったのはアイデンティティー拡散群となっていました。つまり自分について過去にいろいろ悩みながら、自分の目標を模索してきている大学生は将来の職業への見通しもしっかりと持っており、エゴレジも高いことになります。言い換えるならば、このエゴレジが高いことがアイデンティティー、つまり自分の生きる意味を考え目標に向かって進もうとする力を促し、その結果として就活も成功する可能性が高いと言えるのではないでしょうか。そう考えるとエゴレジの高い学生がこの厳しい就職戦線に勝ち抜き、自分の希望の仕事にたどり着くことが出来る人といえるわけです。

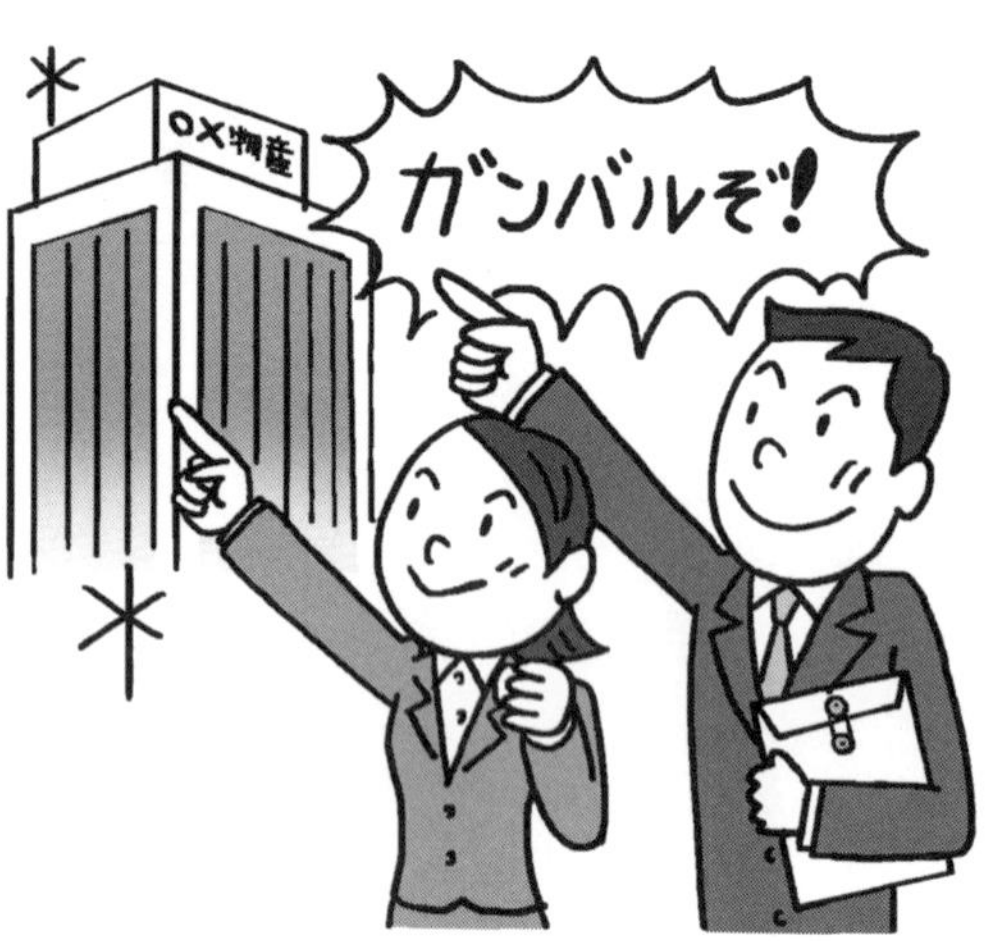

◆すぐ挫折する今どきの若者たち

今、就活のことを話しましたが、そう簡単に希望の仕事に就けるわけがありません。現実は厳しいのです。エントリーシート（履歴書＋自己アピールを書いたシート）を20社に送り、そのうち次のSPIなどの適性検査に進めるのは2〜3社ぐらい。さらに適性検査に合格し面接に進み、内定をもらうまでには2カ月ぐらいはかかります。2〜3回の面接（集団面接もある）を通過して、最後に社長面接……そこで落ちる学生もたくさんいます。それまでバイトが唯一の社会経験であった若者にとって、就職活動での挫折経験はこれまでの自分を全て否定されたに等しいと思わせる辛い経験のようです。何社から落とされてもまた、頑張ろうとする力、その力はまさにエゴレジだと思うのです。

ある女子学生は自分がアパレルのお店でバイトをしていたので、就職もアパレル系と決め、2月には就活を開始しました。しかしエントリーシートは通過するのですが、面接になると落とされ続け夏休みを過ぎてもまだ、内定をもらえない状況です。私は心配になってメールを送っては見るのですが、それに対する返信は全くありません。ところが11月ごろになってようやく私の前に現れました。「他の友達がみんな就職が決まってしまったと思うと、辛くなってしまい大学に来たくなかった。だから連絡もしなかった」と心境を吐露してくれました。私は、今の彼女にこそエゴレジを発揮してほしいと思うのです。

かたくなに営業の仕事だけを探すのではなく、もっと柔軟にほかの仕事、例えば事務系など……にも目を向けてほしいと思います。そして行き詰ったならば、「先生、私、就活に行き詰ってしまって……どうしたらよいのか分からないのです」と悩みを人に打ち明けてみることが大切だと思います。

エゴレジでは、柔軟なものの見方と、どうしようもなく困ったときには人に助けを求める勇気がキーコンセプトでした。このエゴレジを働かせて、一人でも多くの学生が自分の希望の進路に進んでもらいたいと思っています。

5 高齢者——いきいきと自立生活

◆多様な生活スタイル

２０１３年の、日本人の平均寿命は男性が80・２歳、女性が86・６歳となっており、日本は世界で最も長寿の国です。それだけ高齢者が日本にはたくさんいるということにもなるのでしょう。高齢者の皆さんがどのような生活を送っているかというと、認知症で家族が介護しなければ生活していけない方もいますが、90歳代であってもピンピンしている方々もたくさんいます。かつては「老いては子に従え」と言われたように、年をとったら同居している長男夫婦に世話をしてもらうのが当たり前という家族が一般的でしたが、近年は、配偶者を亡くし一人暮らしをしている高齢者も増加傾向にあります。高齢者の一人暮らし、夫婦のみの世帯数は増加しており、１９８０年には両者を合わせて30％程度でしたが、2010年には54％へと増加しています。子どもに頼ることなく、一人になっても自分の生活は自分でやっていく高齢者、とりわけ高齢女性が増えているわけです。つまり近年の高齢者の生活スタイルは多様性にとんでいるといえましょう。

さて、高齢者の生き方を心理学的に説明している理論に「離脱理論」と「活動理論」があります。

離脱理論とは、定年を迎え社会的な地位や活動から一切身を引き、社会との関わりを最小限に縮小することで主観的な幸福感を維持できるとする考え方です。例えば男性が定年退職をした場合、女性に比べて地域社会との接点はそれまでほとんどなかったために、地域にとけこめなかったり、やることがない毎日が続きつまらないなあという意識から、うつになってしまう高齢者もいるとのことです。

それに対する理論として「活動理論」があります。この活動理論では、高齢になっても社会的な活動を継続させていくことが幸福感を高めているという考え方です。この理論の提唱者である、アメリカの教育学者ハヴィガースト、ノイガーテンとトビンは高齢者になると生物学的な衰えという避けられない変化はあるものの、中年期の人たちと本質的には変わらない心理的および社会的ニーズを持っていると述べています。私も、たとえ高齢になっても自分のやりたいこと、関心のあることを追及しながら年齢を重ねていきたいと思っています。

では、高齢者の中で高いエゴレジを持っている方の特徴を示す研究をご紹介しましょう。

◆時間を管理しながら計画的な毎日

小野寺他は、高齢者の食ライフスタイルについての研究を行っています。被験者は首都圏在住の65歳から75歳の高齢者628名（男性321名、女性307名）でインターネットでの調査を実施しました（2013）。

研究では「料理好き因子」（例、料理をすることが好きである、料理をすることは楽しい）、「伝統重視因子」（例、伝えていきたい我が家の味がある、年中行事に合わせた食べ物〈おはぎやチラシ寿司〉を食べる）、「コンビニエンス因子」（例、ファーストフードを利用している、コンビニ等でお弁当やおにぎりを買う）といった内容から構成されている食ライフスタイル尺度を作成しました。そして高齢者が現在、誰と暮らしているのかによって一人暮らし男性（163名）、夫婦世帯男性（158名）、一人暮らし女性

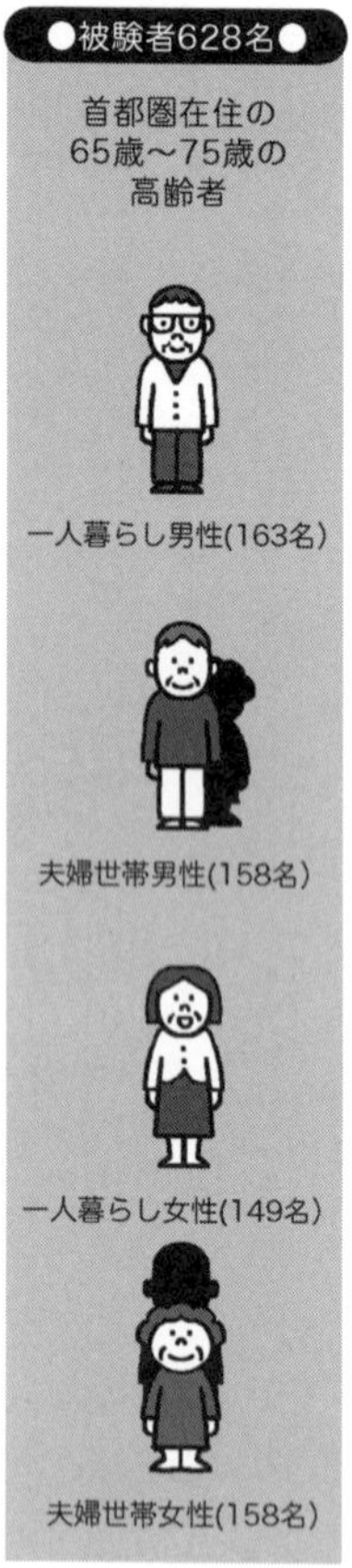
●被験者628名●
首都圏在住の
65歳～75歳の
高齢者
一人暮らし男性(163名)
夫婦世帯男性(158名)
一人暮らし女性(149名)
夫婦世帯女性(158名)

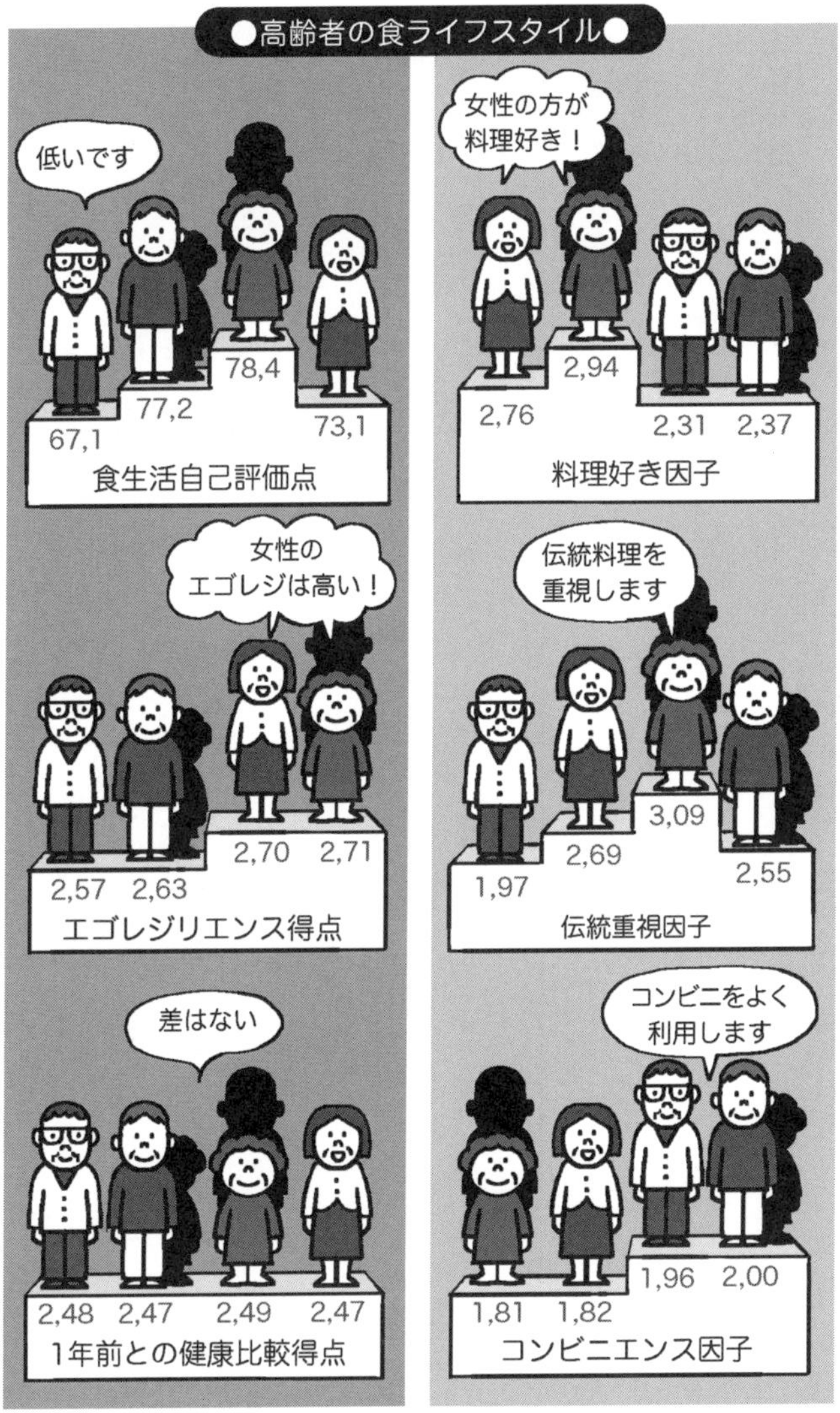
●高齢者の食ライフスタイル●
低いです
78,4
77,2
67,1
73,1
食生活自己評価点
女性の方が料理好き！
2,94
2,76
2,31
2,37
料理好き因子
女性のエゴレジは高い！
2,57
2,63
2,70
2,71
エゴレジリエンス得点
伝統料理を重視します
3,09
2,69
1,97
2,55
伝統重視因子
差はない
2,48
2,47
2,49
2,47
1年前との健康比較得点
コンビニをよく利用します
1,96
2,00
1,81
1,82
コンビニエンス因子

（149名）、夫婦世帯女性（158名）に分けて分析を進めていきました。その結果は、**高齢者の食ライフスタイル**（前ページ）に示すようなものです。

予想通り男性よりも女性の方が「料理好き」得点「伝統重視」得点が高かったのですが、夫婦で暮らす女性の方が一人暮らしの女性よりもさらにその得点は高いという結果になっています。それに対し簡便な食事を示す「コンビニエンス」では男性の方が女性よりも得点が高いことが分かりました。つまり男性は料理は得意ではないですし、結果としてファーストフードやコンビニエンスストアーなどを頻繁に使う傾向があるわけです。

次に現在の自分の食生活を100点満点で評価してもらいました。その結果一人暮らし男性67・1点、一人暮らし女性73・1点、夫婦世帯男性77・2点、夫婦世帯女性78・4点となっており、一人暮らしの男性は現在の自分の食生活を他の群に比べて低く評価していることが分かりました。ところがエゴレジとの関係でみると、一人暮らしの男性および夫婦世帯で暮らす男性の中で、エゴレジの高い男性は食生活の自己評価を高くつける傾向がみられたのです。これは、たとえ一人暮らしであってもエゴレジの高い男性は、自分の食生活に気をつけていることが推察されます。

以前、小野寺はエゴレジの高い母親は子どもが規則正しい生活が送れるように、毎日の生活リズムを大切にしているという結果を明らかにしています。つまりエゴレジの高い人は、ダラダラときままな生活を送るのではなく、自分で時間管理をしながら計画的な毎日を送っているのだと思うのです。言い換えれば、たとえ高齢になってもそれまでに培ってきたエゴレジを使って上手に生活をプロデュースできているのだと思います。こうした研究から、高齢者になってからもいきいきと生活できるためには、子どもの頃からエゴレジを育てていくことが重要だということが分かりました。

おわりに

私たちは、嫌だけれどもやらなくてはいけないことをこなす毎日、仕事や勉強がうまくいかず落ち込みメゲてしまう毎日を繰り返しながら送っています。「エゴレジリエンス」は日々の無力感やストレスを上手に調整し、元気な自分を取り戻す心のスイッチです。締め切りに追われ寝食を忘れて仕事に邁進《まいしん》しているときはオーバーコントロールの状態です。しかし徹夜を続けたのに仕事がうまくいかないと、心も体も悲鳴をあげてしまいます。こんなとき、エゴレジの高い人は、アンダーコントロールの方向に自分をシフトさせ、上手に自分をコントロールし、心のバランスを保つことができます。そのため、ストレスを上手に乗り切り、イキイキと生活を送って行くことができるのです。

「暗い暗いと嘆くより、進んで明かりをつけましょう」という言葉のとおり、嫌なことに不平不満を言ってばかりいても何も状況は変わりません。辛《つら》いとき、メゲたときにこそ、エゴレジを発揮して前に進んで行きましょう。エゴレジを高めていけば、「楽しいなあ」「おもしろいなあ」という経験が増えてくるはずです。そうすればしめたもの！　あなたの人生は大きく変わってきます。毎日が楽しくなってくるはずです。

本書ではエゴレジチェックをはじめとして、自分を知るためのエクササイズを随所に入れました。それは今まで気づかなかった新しい自分を発見し、自分を変えるきっかけとしていただきたいと思ったからです。ですから是非、そうした発見を大切に日々の生活で活《い》かして下さい。

読者の皆様、お一人おひとりが、健やかで希望に満ちた人生を歩んでいくために本書が少しでもお役にたてたら、こんなにうれしいことはありません。

本書の企画そして出版を快く受け入れていただいた一藝社の菊池公男社長、そしてエゴレジリエンスを分かりやすく多くの方々に伝えていくにはどうしたらよいかをいつも一緒に考え支えてくださった編集者の藤井千津子さんに心より御礼申し上げます。

2015年7月吉日

小野寺　敦子

【参考図書】

『手にとるように発達心理学がわかる本』小野寺敦子（かんき出版）
『ネガティブだからうまくいく』ジュリー・K・ノレム、末宗みどり訳（ダイヤモンド社）
『超常識発想法――ワークシートに書くだけでできる楽しみながら天才になる』行宗蒼一（かんき出版）
『人は見た目が9割』竹内一郎（新潮新書）
『世界でひとつだけの幸せ――ポジティブ心理学が教えてくれる満ち足りた人生』
マーティン・セリグマン、小林裕子訳（アスペクト）
『ポジティブ心理学――21世紀の心理学の可能性』編集・島井哲志（ナカニシヤ出版）
『オプティミストはなぜ成功するか』マーティン・セリグマン、山村宜子訳（講談社文庫）
『いじめに負けない強い子を育てる本』スコット・クーパー、河合のら訳（PHP研究所）
『「うつ」を治す』大野裕（PHP研究所）
『イライラしないで生きる本――心が穏やかになる！』根本幸夫・根本安人（PHP研究所）
『仕事がみるみるうまくいく魔法の「話し方」』福田健（PHP研究所）
『感動する脳』茂木健一郎（PHP研究所）
『管理される心――感情が商品になるとき』A・R・ホックシールド、石川准・室伏亜希訳（世界思想社）
『なぜ仕事が予定通りに終わらないのか？』佐々木正悟（技術評論社）
『ゼロから教えて発達障害』小野寺敦子（かんき出版）
「大学生における同一性の諸相とその構造」加藤厚『教育心理学研究』31

【著者紹介】

小野寺敦子（おのでら・あつこ）

東京都生まれ
1984年東京都立大学大学院博士課程終了。心理学専攻、心理学博士
現在、目白大学人間学部心理カウンセリング学科教授
専門は発達心理学、人格心理学

<主な著書>
『親と子の生涯発達心理学』勁草書房
『手にとるように発達心理学がわかる本』かんき出版
『手にとるように心理学がわかる本』（共著）かんき出版
『ゼロから教えて発達障害』かんき出版　他

◉イラスト：エダりつこ

「エゴ・レジリエンス」でメゲない自分をつくる本

2015年7月25日　初版第1刷発行

著　者　小野寺敦子
発行者　菊池 公男

一藝社
〒160-0014　東京都新宿区内藤町1-6
Tel. 03-5312-8890　Fax. 03-5312-8895
E-mail : info@ichigeisha.co.jp
HP : http://www.ichigeisha.co.jp
振替　東京00180-5-350802

ISBN 978-4-86359-100-4 C0011　印刷・製本/シナノ書籍印刷㈱
乱丁・落丁本はお取り替えいたします。